子どもの心にどう寄り添う？

不登校・思春期・発達障害との向き合い方

鳥山医院　院長
髙間　倫子

文芸社

目次

第1章　不登校、どう対処する？　7
不登校の激増　9
身体症状症　11
児童・生徒の自殺　14
どう対処する？　16
不登校と発達障害　23
COVID-19（コロナウイルス）と不登校　25
SNS（ソーシャル・ネットワーク・サービス）・ゲームと不登校　27
本当の学びとは　29
加速する時代　32

第2章　思春期のメンタル、どう対処する？　41

思春期の子ども　43
思春期の脳　44
友達がいない悩み　48
「死にたい」と言ってきたら　49
思春期のうつ　50
思春期の不安障害　54
家庭内暴力・暴言どうする？　57
思春期の不調とメンタル疾患　63
情動と身体の密接な関係　67
思春期の摂食障害　68
ストレス反応と自律神経系・内分泌系・免疫系への影響　70
BPS（生物―心理―社会）モデル　73

第3章　発達障害、どう対処する？　77

発達障害とは　79
注意欠如・多動症（ADHD）の原因　84
見落としがちな発達障害　85
自閉スペクトラム症（ASD）とは　90
限局性学習症（SLD）　94
発達障害のグレーゾーン　96
発達障害の治療とトレーニング　97
ペアレント・トレーニング（PT）　104
ソーシャルスキル・トレーニング（SST）　106
環境調整　110
感覚過敏はトレーニングで改善するのは難しい　112
発達性協調運動障害（DCD）の治療・トレーニング　115

感覚統合療法（ＳＩ）　117
注意欠如・多動症（ＡＤＨＤ）の薬物治療について　118
アタッチメント・パターン　124
大人の心理社会的治療の方向性　127
心身症・神経症・うつ病の区別　129
腸内環境とストレスについて　129
漢方薬　131
真の治療とは？　132
参考文献・資料等　143

第1章　不登校、どう対処する?

不登校の激増

今、学校に行かない子どもたちがとても増えています。私自身、小児科診療の中で、「朝起きられない」「起立性障害でしょうか」「学校に行けない」といった相談を受けることがありましたが、その数が年々増加し、話をじっくりと聞けば聞くほど、その悩み苦しみは大きく、その渦中にいる患者さんにとって、どんな言葉が救いになるかを常に考えるようになりました。日本で激増する不登校は、少子化で子どもの数は減っているのに30万人を超え、過去最高数となっています。しかも実数は、その倍近いのではないかという指摘もあります。

不登校児童生徒の定義は、文部科学省公表「不登校の現状に関する認識」に明記された「何らかの心理的、情緒的、身体的あるいは社会的要因・背景により、登校しないあるいはしたくともできない状況にあるために年間30日以上欠席した者のうち、病気や経済的な理由による者を除いたもの」となっています。

「不登校」は1932年に「怠学」という用語で症例が提示され、1941年に、背景には母子分離不安や対人恐怖があるとされる「学校恐怖症（スクールフォビア）」として日本に紹介されました、要するに0歳から6歳くらいまでの幼少期の育て方で決まるのだというような形です。1970年代に入り、学校側の要因も無視できず、「登校拒否」という言葉が一般的となり、1980年代以降には、どの子にも起こり得るという観点から、「不登校」という言葉が使われるようになりました。ちなみにアメリカは州ごとに法律の違いはあるものの、保護者には学齢期の子どもを通学させる義務があり、不登校を放置すると法的な罰則が科されます。加えて、通学しなくても自宅学習で単位が修得できるホームスクーリングのシステムが存在します。学校に行かせないで親がその教育を負担するという選択肢もあるわけです。

身体症状症

不登校では腹痛・頭痛といった身体症状の出現から始まることが多いのですが、DSM-5（アメリカ精神医学会が作成している精神疾患の診断基準・診断分類）における身体症状症では、身体症状に関連する過剰な考え・心配・感情・行動が主要な症状を形成する要因として捉えられています。またストレス反応として個人の生物学的要因や心理学的要因・社会的要因が複合的に絡み合って生じた結果として観察される様々な症状、という概念もあります。不登校は誰にでも起こり得る状態像であるため、単純な類型化はすべきではないかもしれませんが、その経過においてはいくつかの共通項があることが知られており、身体症状もその一つです。

ご両親自身が子どもに対する見方にいくらかの問題があったと気づき、価値観の転換を図り、子どもの心が開かれて、解決に向かえる場合もありますが、変わらないままだと、不安や恐怖による扁桃体の活性化から、社交不安障害やパニック発作のような精神症状が出現し始めることもあります。また不安には、大きく分けて5つがあります。①症状による苦しみや学校へ行けないなどの生活面での質を下げる直接的な不安、②原因がわからないものであるという不安、③放置しておくと重篤な後遺症や障害が出るのではないかという不安、④このままずっと治らないのではないかという不安、⑤医師に見捨てられるのではないかという不安です。不登校の代表的な心身症として、反復性腹痛、過敏性腸症候群、慢性頭痛、起立性調節障害などがあります。「また症状が出るんじゃないか」という不安がさらに不安症状を強くしてしまうのです。そして、身体症状、子どもの素因、育て方を含む家庭・学校・社会環境の全てに目を向ける必要があります。子どもの言動は、自らの気持ちの表現であり、「行きたくない」は、SOSなのです。「学校が行ったほうがいい場所であることはわかっている、しかしつらさが上回っている」「学校が合わない、学校どころではない、何かがつらい」という声なき声であり、うまく言葉にできない「何か」や「わからない」「一つではない」ことがとても多いのです。不登校のきっかけや原因を子ども自身が話すこともありますが、それがわかってもなかなか解決しないことが多いのです。子どもは誰でも親のことは大好きです。たいていの場合、助言など必要なく、本当に自分の本心からの思いを子どもが完全に思いっきり発散できれば、自分なりに解決策を見出していくものなのだと思います。けれども親や周囲の大人は、子どもがテストで良い点を取ったり、社会的な評価を得られるような行動をしたりすることで、自分たちが良い親であり良い大人であるという、周囲の評価を無意識に得ようとしていることがあります。そのために、子どもに対する見方がずれて、子どもとの接し方に現れ、子どもたちの自尊心の低下につながり、解決が遅れてしまう場合があります。子育てを、自分の人生に対するリベンジのように捉えて、自分より良い学歴、良い人生をと願うあまりに干渉・矛盾・溺愛を続け、親が子どもの人生を自分の生きがいにしてしまった、要するに依存してしまったわけです。リベンジしたい親は子育てを焦るため、小さい頃から塾に行かせるといった早期教育に走る傾向があります。毒親化してしまうわけです。

児童・生徒の自殺

2022年に自殺した小中高校の児童生徒が暫定値で512人となり、過去最多だったことが警察庁や厚生労働省の統計を基に集計した文部科学省のまとめでわかっています。前年の確定値より39人多く、初めて500人を超えていました。国内では15～19歳の死因は男女ともに自殺が1位で、過去40年を振り返ると国内の20歳未満の自殺者数は1997年を最後に年間500名を下回ることがなく、2000年以降の横断研究が蓄積されてきていますが、90パーセント以上に何らかの精神疾患を認めるようです。また危険因子と保護因子の観点から、発達障害の関連、特に子どもの自殺企図においては、男子の自閉スペクトラム症（ＡＳＤ）の自殺未遂症例が多いとの報告もあり、子どもの自殺未遂においては、常にＡＳＤの可能性を念頭に置く必要があるとのことです。発達障害の特にＡＳＤのお子さんは特徴として、困った時ほど困った表情ができない、表情が変わらないので、たしかに周囲に気づかれにくいのです。また、子どもの自殺未遂症例では、自殺企図歴、発達障害あるいは精神科の通院歴のない割合が高く、９割以上に何らかの精神疾患を認めるため、子どもの多くにとって自殺企図による救急施設への搬送が、精神診療との出会いとなってしまっているようなのです。また、生きづらさを抱えた若者たちの間での市販薬の乱用と依存も進行しているようなのです。

どう対処する？

現代医学の発展により、感染症や死に至る病が減ったのに、自殺が若年層の死因のトップとなっているのです。生きていることが本当にどれだけ素晴らしいことであるかを実感でき、子どもたちが生きる喜びを感じられる社会でありたいです。まずは、学校に行っても行かなくても、テストの点とか、ああしてほしいとかこうしてくれたらなとかよりも、どんな状態のお子さんであっても、「生きていてくれるだけで、ありがたい」と親には子どもに感謝をしてほしいし、子ども自身には自分を好きでいてほしいのです。

子どもに関わる全ての人は、気持ちに寄り添う必要があると思います。それが早期発見・早期治療にもつながります。大人はどうしても、ピアノだ、サッカーだ、スイミングだと、いろいろな習い事を考えてしまうのですが、子どもと楽しく1対1で過ごす時間を持っていただきたいと思います。子どもとの信頼関係は最も重要です。信頼関係を築くには、表面的には受け入れがたい、社会的に明らかに間違っている言動や行動の言い分ですらも、リアルタイムで、否定せずに、一旦受け入れて、ゆっくり時間をかけて耳を傾けてあげたいし、そのことで丸ごと受け入れてもらえたという安心感が生まれると思います。子どもが示している問題行動は、声なき声で、怒りの表現ですので、子どもたちがふと漏らす些細な言葉に敏感でいたいものです。「家の居心地がよくない」「出来損ないと言われた」そうした言葉を聞いたら、「どうしたの？何があったの？」と聞くチャンスです。助言やアドバイスや励ましはあとからいくらでもできます。いずれにしても繰り返しが大切です。そして親は自分の気持ちを整えて、できればいつも笑顔で過ごしてほしいと思います。親の笑顔は子どもにとって最大の栄養源です。子どもの心配を常にするよりは、親自身がなるべくいい気分で明るく過ごしているほうが、子どもたちは安心します。

私の姉は、精神科を選択したいために医学部に入学しました。というのも姉自身が思春期に、赤面症やあがり症などで悩み、独学で様々な精神関係の本を読み集めていたのです。その一つに「森田療法」という非常に有名な精神療法がありました。姉の影響で私も医学生時代に心理セミナーを受講していたため、ユングやフロイトの精神分析や、ロールシャッハテストや箱庭療法などを学び、自己理解を深めることができて、今もとても感謝しています。森田療法は一言で言うと、「あるがまま」でいいということです。どうしようもないような不安や葛藤などの苦悩を、完全にないものにしようと努力すればするほど「苦悩にとらわれてしまう」ので、苦悩を「あるがまま」とし、一旦受け止めることにする、というものです。一旦受け止めることで、逆に自己実現に向けての選択を日々行うことが可能になるわけです。その選択の先に人間の尊厳があります。また、医師自体が治療的効果を持つという意味で、「治療的自己」という概念も提唱されているのです。治療的自己としての役割を果たすためには、医師は患者を「あるがまま」に捉え共鳴するということが第一に必要であるとされています。親も子どもを「あるがまま」に捉え、共鳴することが、治療的効果となるのです。

現代において重要視されるレジリエンス、つまりピンチを乗り越える力は、自己肯定感・社会性・ソーシャルサポートという3つのパーツから構成されています。乳幼児期や幼少期の子どもは自分が主役で、主観的にしか物事を見ることができません。そして見たもの、触ったもの、そのままに心が動く感情豊かな時期でもあります。この時期に子どもを過剰に心配するあまり、もちろん愛情からなのですが過剰に注意したり、命令したり、禁止したりすることや子育ての勘違いによって、親子の信頼関係がしっかり築けていないと、子どもは自信を持つことができなくなってしまうのです。ある意味、不登校はピンチですが、もう一度子どもとつながるチャンスでもあり、何歳からでも親子の信頼関係は再構築できますから、未来のために今から子どもに自信を持たせ、希望する人生の到達を目指したいものです。私が診てきた患者さんたちも、不登校をきっかけに、幼少期からの親子関係の勘違いを見直して、親子関係が本当に良くなり、元気で楽しく生活をしています。何歳からでもできると実感しています。子どもはいつでも親の笑顔を見たいし、その親の笑顔に子どもは本当に安心します。他の子どもと比較するような見方をしていた親が変われば、自然と子どもも態度を変えます。子どもたちが抱えた荷物を下ろせる、ほっと一息つける、居心地のいい家庭をつくることがなにより大事です。一歩ずつです。愛情の押し売りをするのも一つの手で、子どもが何歳であったとしても、「幼児」だと思って接することもポイントです。幼児が望むような要求、例えば「抱っこして」など子どもから言われたら、それはチャンスですから、甘えさせてあげたりスキンシップをたくさんしてあげてほしいです。もし子どもから「うるせー、黙れ」と言われたとしたら、それは親の過度の命令や指図に対する子どもからのSOSです。子どもによっては、親と顔を合わせたくないと思い家に帰らず遊び回ったり、部屋に引きこもって親との会話をシャットアウトしたりします。でも何歳からでも育て直しはできますから、悲観する必要はないと私は思います。子どもが親から愛されてないと勘違いしたことが原因で、子どもはきちんと伝わる愛情を親から示してもらいたいのです。過剰な干渉をやめただけでも、子どもの親を見る目が変わって信頼関係が回復した例もあります。幼少期からの育て方に問題がある場合、例えば家に帰ってからも命令や指示などで子どもが親に干渉されると、学校でストレスをため、家でもさらにストレスがたまり、どこで息を抜いて気持ちを休めればいいの？　ということになります。「〜しなさい」という言葉は裏を返せば「〜ができていない」「〜がだめだ」という意味にもなります。毎日のように「お前はできてない」「お前はダメだ」と言われ続けていると考えたら、大人でも大変なストレスですし、ものすごく不安です。本当は、子どもは学校でのストレスという重荷を家庭で下ろします。学校や部活などで嫌なことがあっても、家に帰れば大好きな親がいて、自分のことを認めてくれる明るく楽しい安心できる家庭があれば、そんな安らげる家にいるだけでストレスの重荷を下ろすことができるのです。だから次の日もまた安心して学校へ行くことができるのです。子どもが「つらい」と感じる部分にどう対処できるか、どう対処するかです。不登校の子どもは、ぎりぎりまで頑張って学校に行けなくなったので、まずは休養となるわけですが、休養することによってエネルギーチャージのために家でのんびり過ごす、好きなことをやれるのならやる、という感じです。例えば、子どもが家でゲーム、ユーチューブなどをやっていると、一見休養に見えませんが、その姿だけに惑わされないことも親の意識として重要かと思います。大事なのは、家の居心地を良くすることなので、何かをやってうまくいっているなら、しばらくそれを継続していいと思います。休養がしっかり取れてきたサインは「暇」「つまんない」と言い出してきたり、自発的に何かを始めた時だと思います。その子どもがどうなりたいと思っているのか、そしてそのために今できることは何かを総合的に理解するのが、単に登校再開を促すよりも大切だということです。問題行動や症状だけを治そうとしてもなかなかうまくいきません。

不登校と発達障害

不登校と発達障害については、発達障害が学校という枠組みにフィットしづらい、能力としてできる・できない以前に消耗しやすい、という課題が挙げられます。自閉スペクトラム症（ＡＳＤ）の不登校の子にはこれが正解とか、注意欠如・多動症（ＡＤＨＤ）の不登校の場合はこれがとか、学習障害（ＬＤ）の不登校の子に学習は○○というものは存在せず、全て「子ども」によります。特性によるもの、性格によるもの、環境によるものなど様々です。ただ大まかな方針を考える時には、それぞれの症状の特徴を理解しておくことは有効です。知的発達の遅れを伴わない高機能群の自閉スペクトラム症ではもともと遊びや興味の上で、他児からの影響を受けにくいため、例えば幼稚園や保育園で特撮ヒーローやアニメなどが流行っていても一緒に遊ぶことはありません。対人関係能力の弱さが特徴としてあり、学齢期の自閉スペクトラム症は対人不安が強まって不登校に陥りやすくなります。うまくいかない時にかんしゃくや八つ当たりなど、攻撃的な行動によって不快感を表出するタイプであれば、学童期～思春期にかけてのかんしゃく、家庭内暴力が問題になることが多くなります。不快感が攻撃的な行動として表出されることが少ないタイプであれば、つらくても控えめでおとなしい子という評価にしかならず、小学校の間は問題が表面化しにくく、思春期に周囲とのズレに悩み、不安や落ち込みが表面化して不登校となる場合が多いようです。人への共感性の乏しさから反社会的な行動に至る場合もあるようです。コンディションの面で体調、気分などの他に興味・関心、取り組みやすい環境、注意・集中、感覚、人間関係、話す・聞く・読む・書くなどのとりかかりやすい方法、これらを整えていく必要があります。発達障害の子どもの自宅での過ごし方についても、特性を踏まえて、ルーティンがあったほうが過ごしやすくなる場合もあります。また不登校になってから、発達障害ではないかと受診されるパターンも非常に多いのです。

日本児童青年医学会における近年の学会発表を見ると、軽度（高機能）の発達障害の7割以上は、思春期以降に、不登校や非行などの二次障害を示してから発見されているようです。

COVID-19（コロナウイルス）と不登校

現在は5類に移行し改善されつつありますが、移行前の、COVID-19の感染対策としてオンライン授業・登校自粛・休校によるSNS使用が加速したことによって、睡眠・覚醒リズムが乱れたために登校できなくなる子どもたちが非常に増えました。

また給食は黙食で、全然しゃべれないし、コロナ前に比べて給食の時間が楽しくなくなり、学校に行くモチベーションとなる楽しみにしていた行事についても無くなってしまったりと、もともと不適応感がなかった子どもたちが、コロナ禍で数多く不登校になってしまったのです。しかし逆に普段意識しなかった学校の役割が再認識されたのも事実です。登校することで、友人や教師との、人との出会いや知識との出会いが生まれ、登下校や学校内での移動などによる身体活動が、体力維持にも役立って睡眠・覚醒リズムが維持されていたこともわかりました。コロナ禍によって学校の健康上の大きな役割が再認識されました。

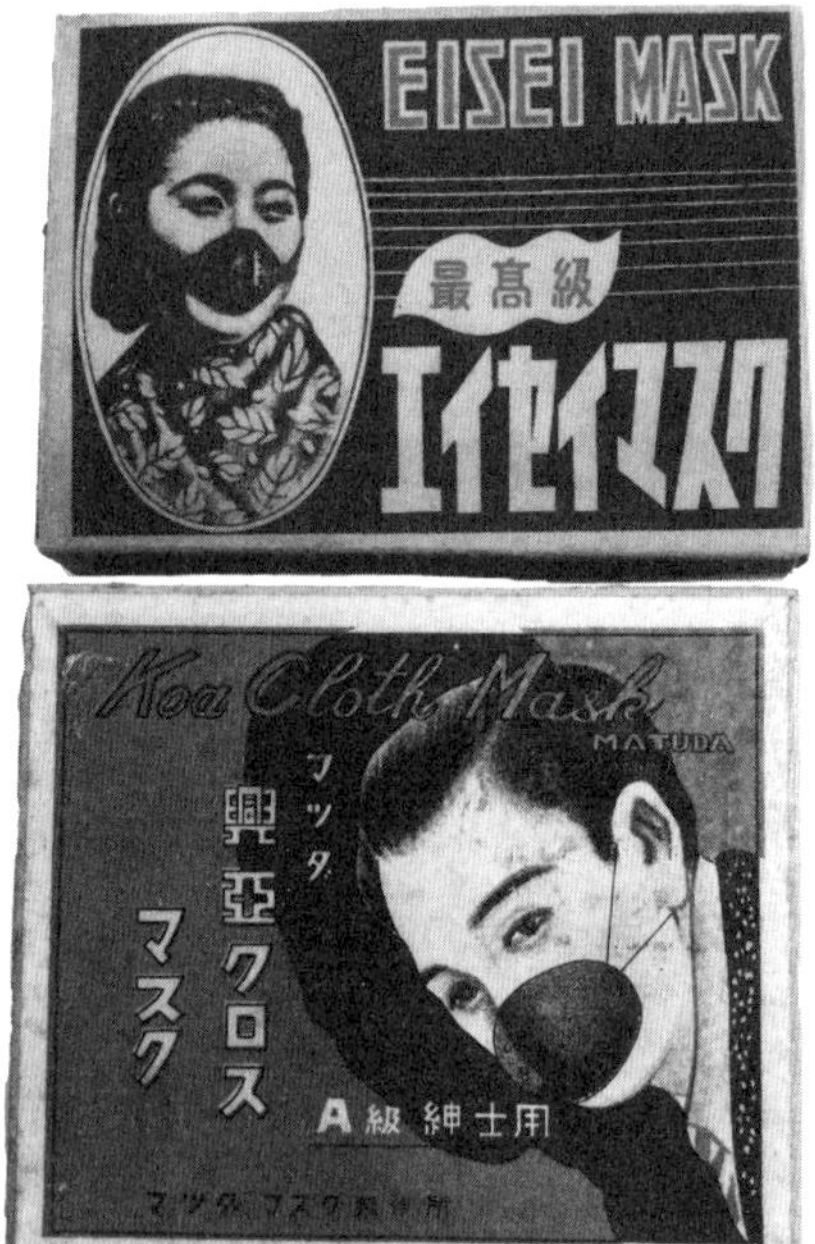

大正時代のマスク
（現代のN95マスクに似ていて驚きます）

SNS（ソーシャル・ネットワーク・サービス）・ゲームと不登校

ＳＮＳはここ十数年で急速に普及し、睡眠・覚醒リズムの乱れなど問題点がいろいろ指摘されていますが、スマホの使用制限が親子トラブルの要因の一つにもなっています。「学校に行かずゲームばかりやっていて不安、イライラする」「勉強させなきゃと思うけどやってくれない」「学校に行かせないと、この先どうなってしまうのだろう」という親からの悩みをたくさん聞きます。

実は現代の子どもたちにとって、スマホやゲームはかけがえのない居場所になっている部分もあるため、ゲームのおかげでなんとか生きられたという子どもも多いのです。「没頭する」ことは、ストレスを和らげる力があります。千年前の紫式部も、夫の死のストレスから、物語を書くことに没頭して自分を癒し、54帖にもなる『源氏物語』

を書き上げたと言われているほどです。最近の研究調査でも、短時間の対戦形式でないゲームによるストレス解消効果を報告しています。ただし、そのためには「自分で」やめる時間を決めることがポイントで、親や人からやめるように言われたり、取り上げられる形になると、一気にストレスホルモンが急上昇してしまうそうです。

子どもにとっては、「学校に行かなきゃいけないのは親に言われなくても一番わかっているからこそ、みんなが学校に行っている時間に起きていることもつらいし、そのつらさを思い出さないようにするために朝までゲームするしかない。でもそのゲームによってなんとか生きていられた」というわけです。ただやはり、SNSなどは24時間やりとりが可能なので、気持ちの切り替え時間を確保するのが本当に難しいかもしれません。不登校の渦中は親も子も本当に大変です。子どもの声をしっかり聴いて、子どもが生き生きしてきたな、元気になってきたと思えたら、その変化を信じることで、結果として子どもが自分の力でゲームと折り合いをつけて生きられると思います。

本当の学びとは

2016年9月に全小中学校に向けて文部科学省が通知した「不登校児童生徒への支援の在り方について」には、「不登校を問題行動と判断してはならない」との見解が含まれています。では学びはどうするかということです。同じ年に成立した教育機会確保法には、「学校以外の場における学習活動の重要性」が書かれています。フリースクールは文部科学省の調査によると全国に470以上あります。ただし、文部科学省の令和2年度の不登校児童生徒の実態把握に関する調査によると、不登校児童生徒の数は増えていますが、フリースクール等の民間施設を利用した子どもは半分程度で、半数がどこにも行っていないという結果になっています。

もちろん算数や国語、理科、社会といった教科の勉強は生きるためにとても大切です。学校に行かないことが学びのベストな方法だとは決して私は思いません。私自身は保育園から地元で、公立小学校・中学校・高校に通い、特に学習塾も行っていませんでしたので、今の私は日本の世界に誇れる公教育の賜物だと自負し、公教育を受けられたことを本当に幸せに思っています。けれど、これからの時代、学ぶ手段は、本当に学校や教科書、問題集だけでしょうか。好きな漫画やアニメから歴史や科学に詳しくなったり、友達に話しかける時に考えたり、好きなことに熱中している時や共有している時、子どもの力も伸びていきます。今の世の中は、子どもの好きなことから社会に役立つ力を育み、生きる力をつくる可能性も広がりつつあります。楽しく過ごす子どもを見て、親の価値観が変わって、こうあるべきという考えが変わった例は多いです。これが学びでこれが遊びだという区別をしないことは大切ですし、学ぶは真似ることからきており、真似ることは幼少期の遊びの中で行われます。学ぶことはある意味、遊ぶことでもあるわけです。

また、ユニークである、ということが令和時代になって特に重要視されていますから、集団教育で同じような人材を育成する日本教育は転換期にあるのかもしれません。今までよりもオンライン教育や通信制高校などに通う生徒が非常に増えている印象です。

ＯＥＣＤ（経済協力開発機構）が２０３０年に向けたこれからの時代に必要な学びとして示したのが「エージェンシー」です。つまり、自ら考え、行動し、社会変革を実現していく力でした。それは、主体的な学びで育まれるとされ、エージェンシーを教育の指針にする学校が今、世界中で増えているそうです。

今、もし学校へ行っていないとしても、その子どものタイミングで学びは始まると思います。幼少期に遊ぶことは学ぶことでもありますから、もしかすると幼少期に十分遊べなかった子どもが、不登校になって、それを取り戻しているのではないかと思うこともあります。

加速する時代

人類の進化を見ても、医学知識の倍加速度を見ても、１９５０年代に50年かかったものが、１９８０年では7年、２０２０年では73日と、加速度的に速く進化していく時代です。病原体の発見からワクチンの開発に要した年月は、ポリオワクチンは45年、B型肝炎ワクチンは15年、今回のＣＯＶＩＤ‐19ワクチンは1年未満という速さです。

ちなみに、イギリス人医師のジェンナーが１８０５年に世界で初めて天然痘ワクチンを開発しましたが、当院（鳥山医院）の資料室にその貴重な接種器具類が所蔵されています。実際使用されたものです。メスみたいなもので皮膚を切開して、そこへ、ガラスのシャーレで培養した菌を植え付けました。その切り口が腕に残っている高齢者の方もいます。今のワクチンと全然違うわけです。

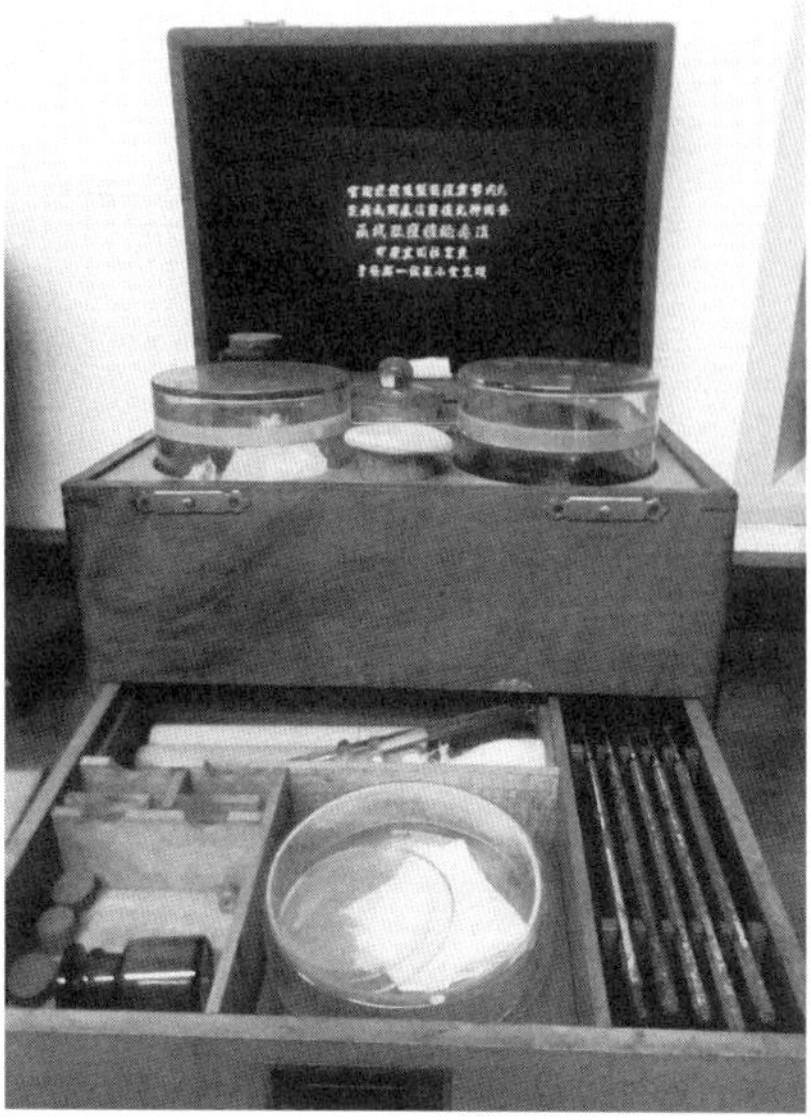

種痘接種器具

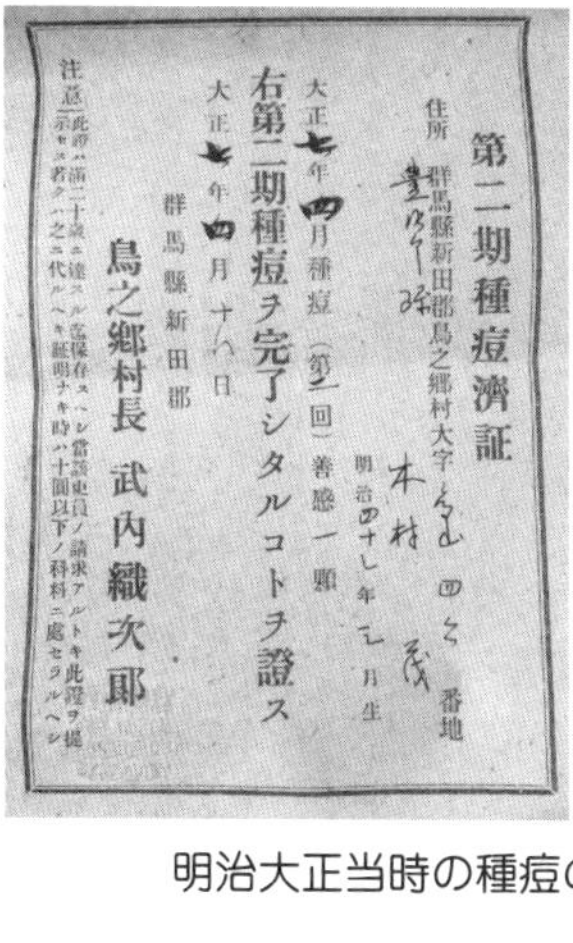

第二期種痘濟証
住所 群馬縣新田郡鳥之郷村大字[illegible]番地
木村 茂
明治[illegible]年[illegible]月生
大正七年四月種痘（第二回）善感一顆
右第二期種痘ヲ完了シタルコトヲ證ス
大正七年四月十八日
群馬縣新田郡
鳥之郷村長 武内織次郎
注意 此證ハ滿二十歳ニ達スル迄保存スヘシ當該吏員ノ請求アルトキ此證ヲ提示セス若クハ之ニ代ルヘキ証明ナキ時ハ十圓以下ノ科料ニ處セラルヘシ

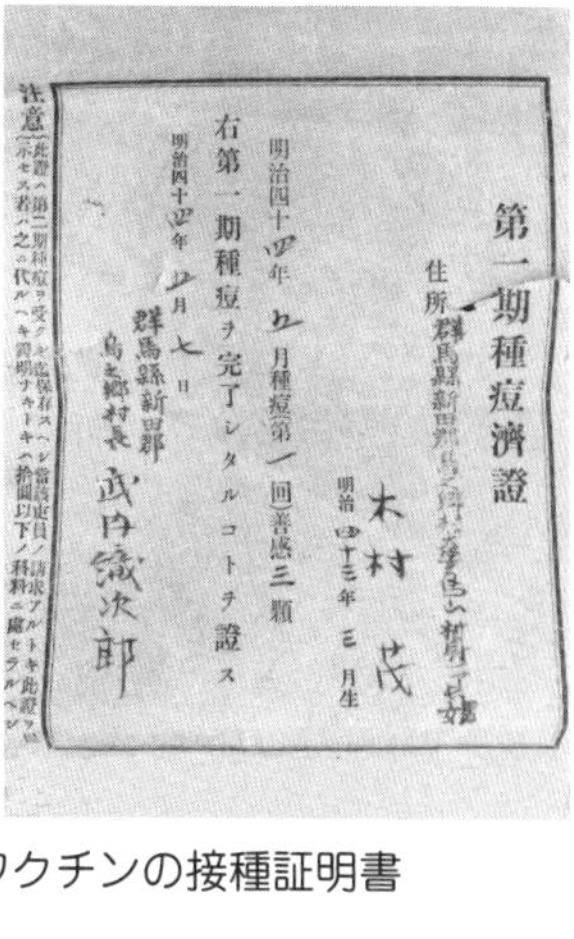

第一期種痘濟證
住所 群馬縣新田郡鳥之郷村[illegible]
木村 茂
明治四十三年三月生
明治四十四年五月種痘（第一回）善感三顆
右第一期種痘ヲ完了シタルコトヲ證ス
明治四十四年五月七日
群馬縣新田郡
鳥之郷村長 武内織次郎
注意 此證ハ第二期種痘ヲ受クル迄保存スヘシ當該吏員ノ請求アルトキ此證ヲ提示セス若クハ之ニ代ルヘキ證明ナキトキハ拾圓以下ノ科料ニ處セラルヘシ

明治大正当時の種痘のワクチンの接種証明書

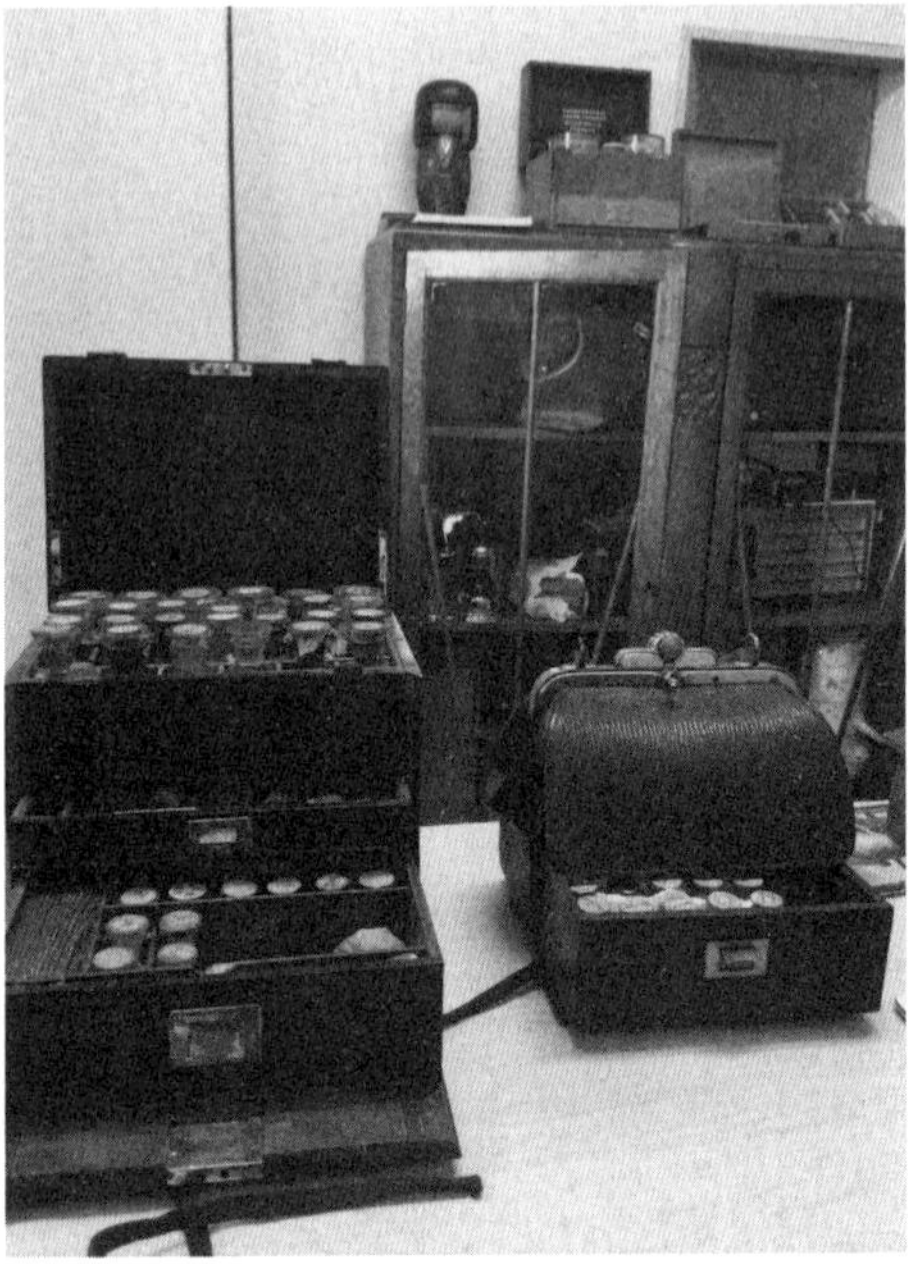

明治・大正時代の薬の往診カバン

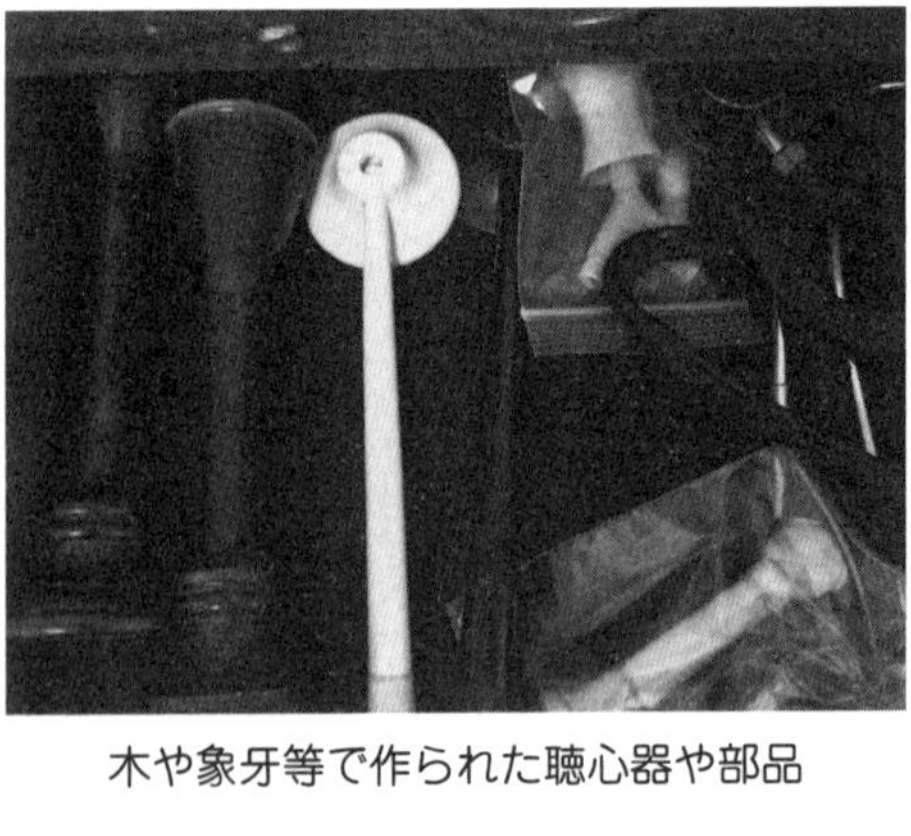

木や象牙等で作られた聴心器や部品

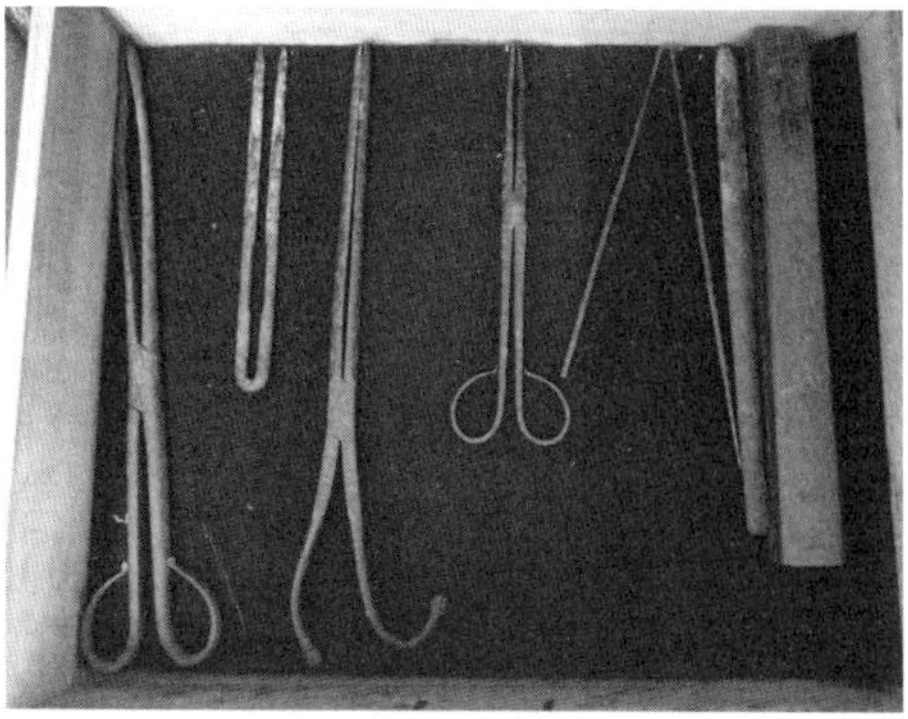

江戸末期の鉗子等手術道具

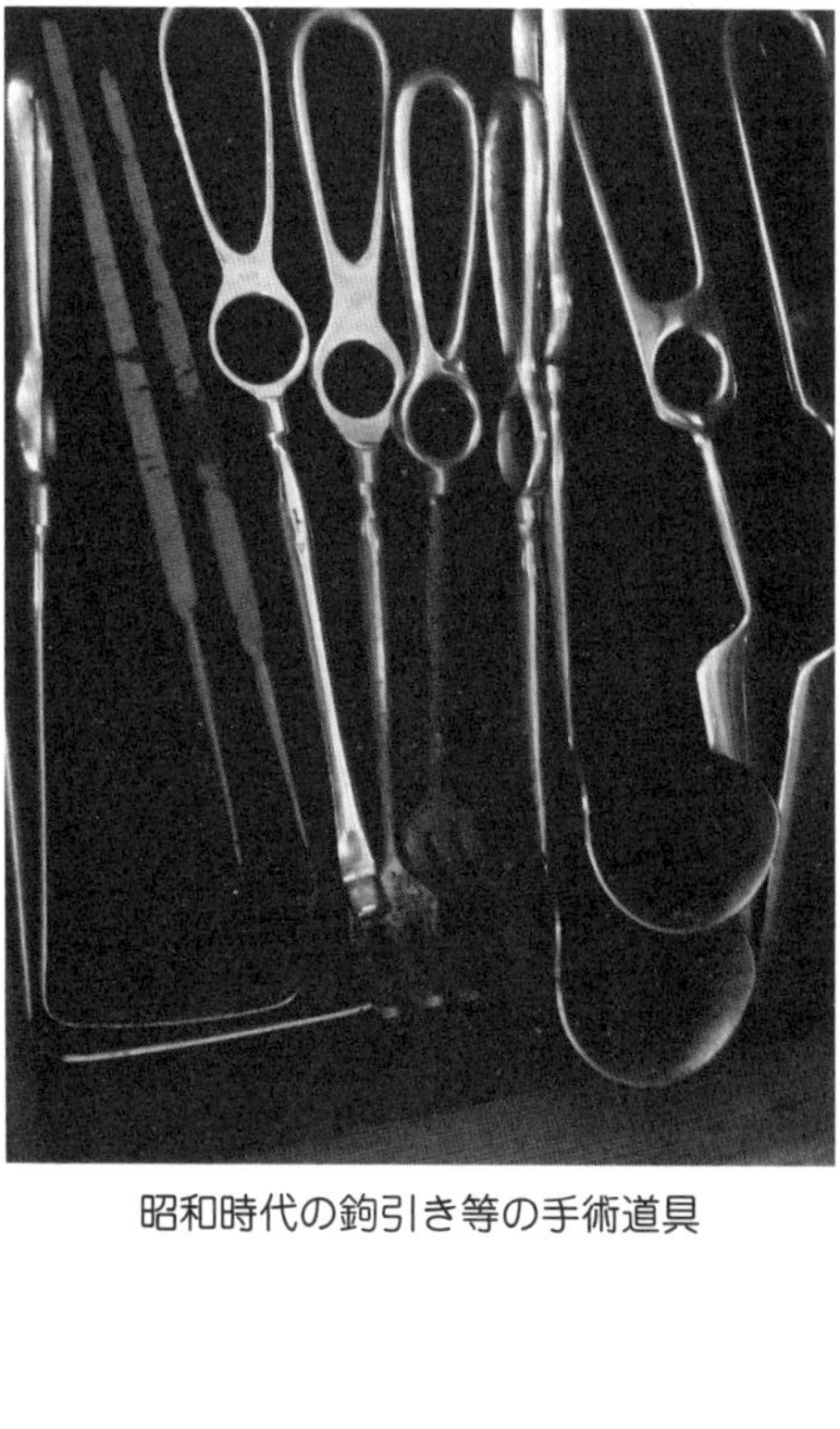

昭和時代の鉤引き等の手術道具

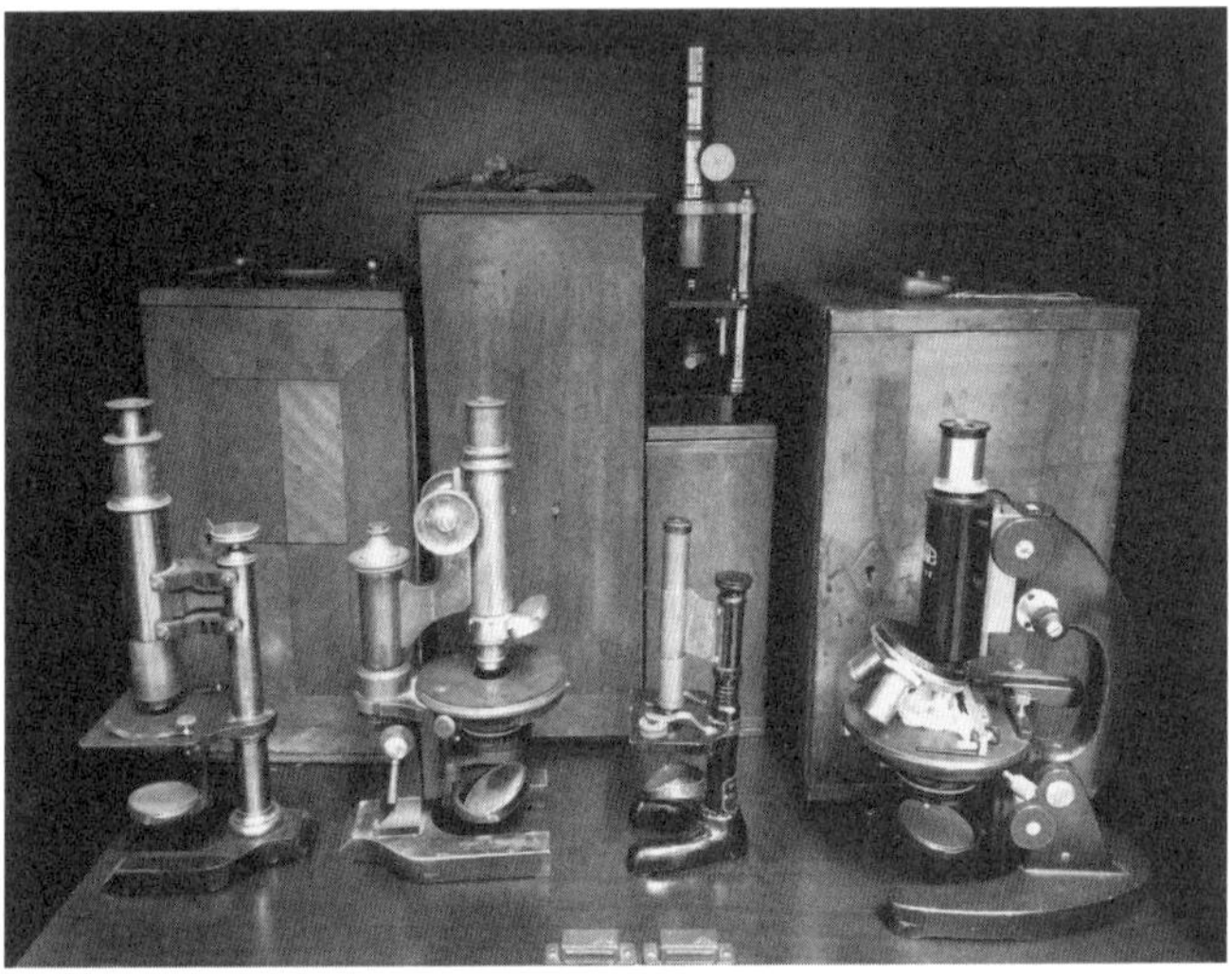

歴史を彩る初期顕微鏡の数々

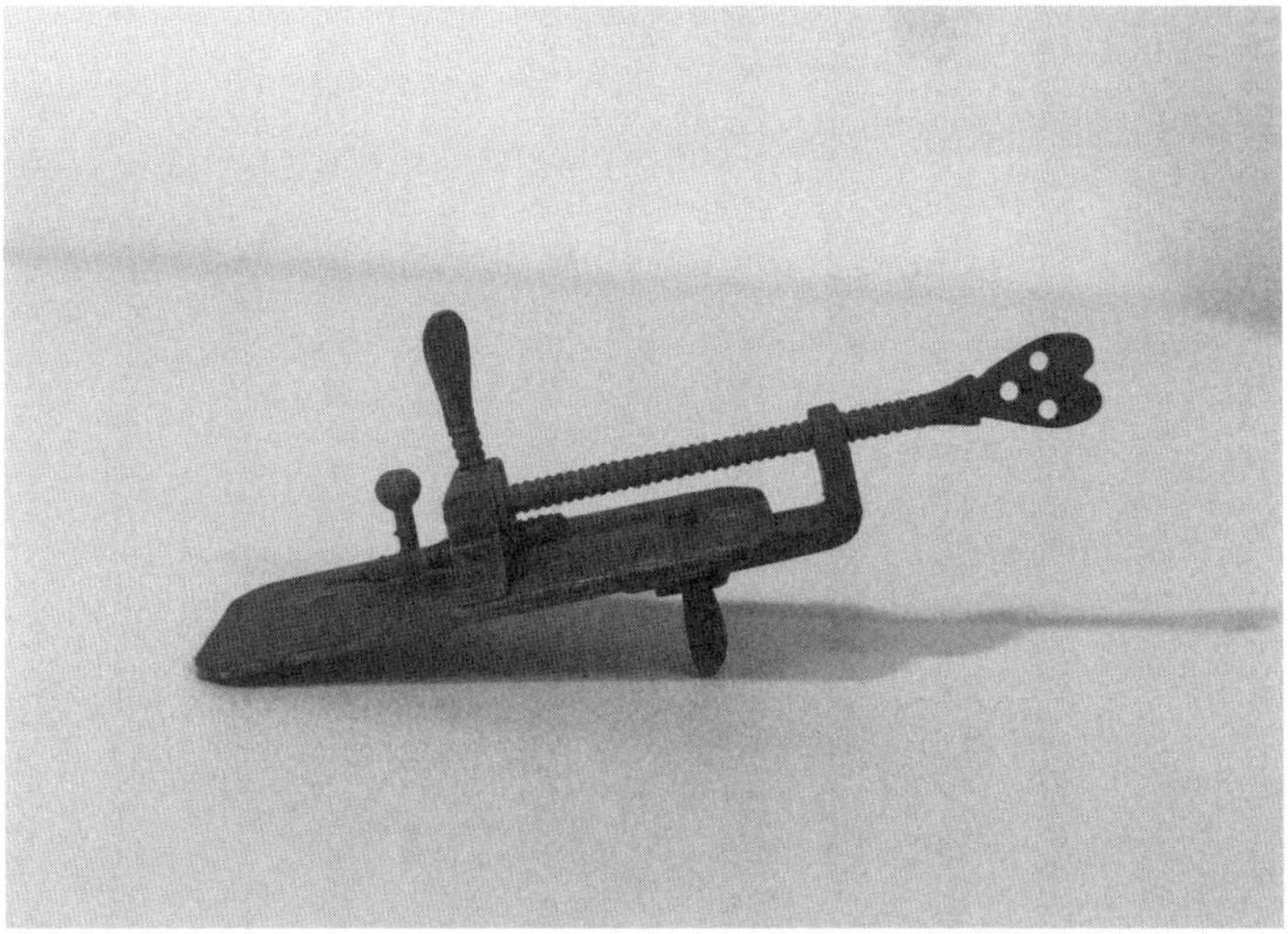

微生物学の父と呼ばれるレーベンフック（オランダ）の世界初の顕微鏡のレプリカ。1600年代（17世紀）

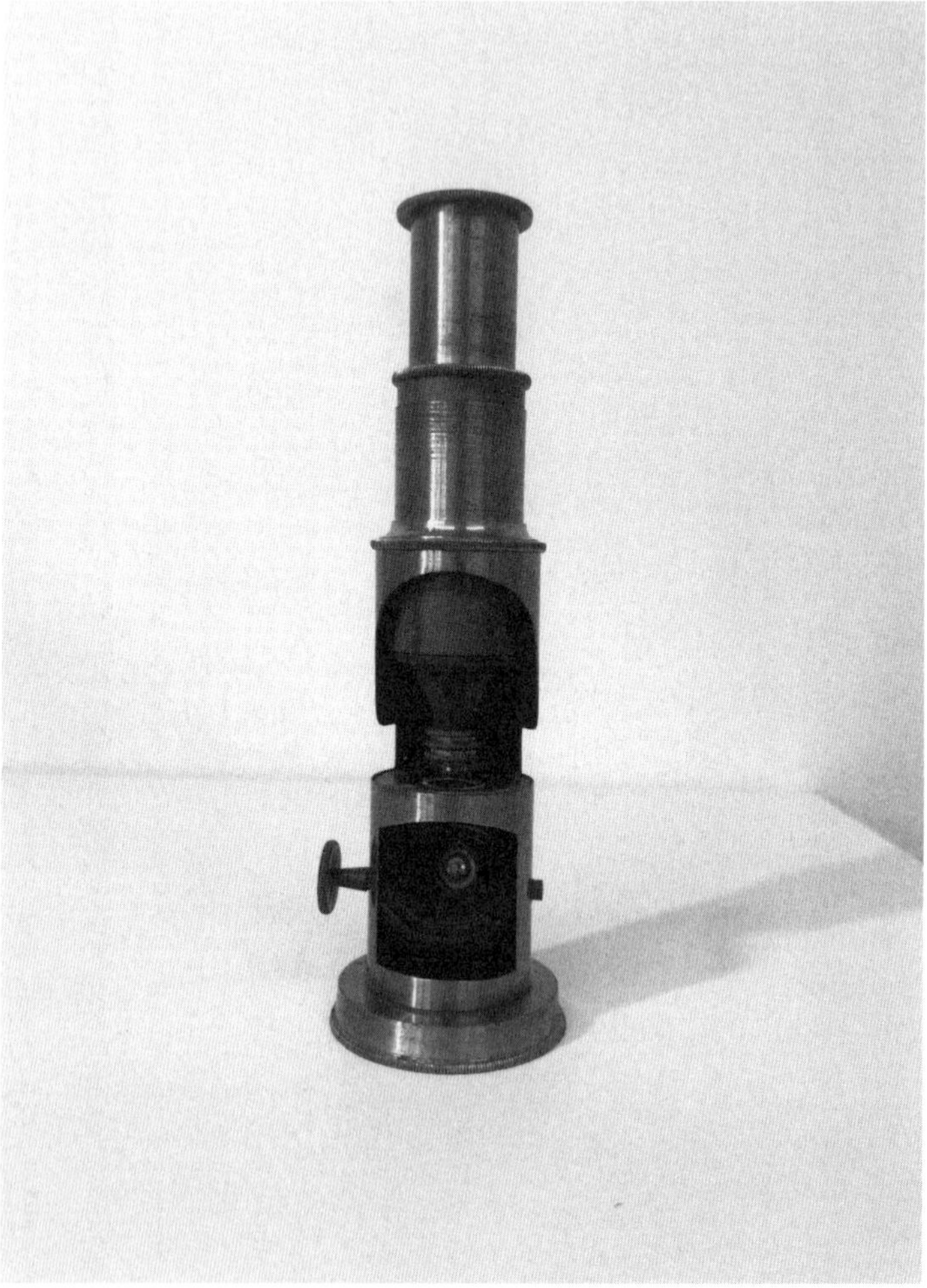

ドラム式顕微鏡。18世紀中頃

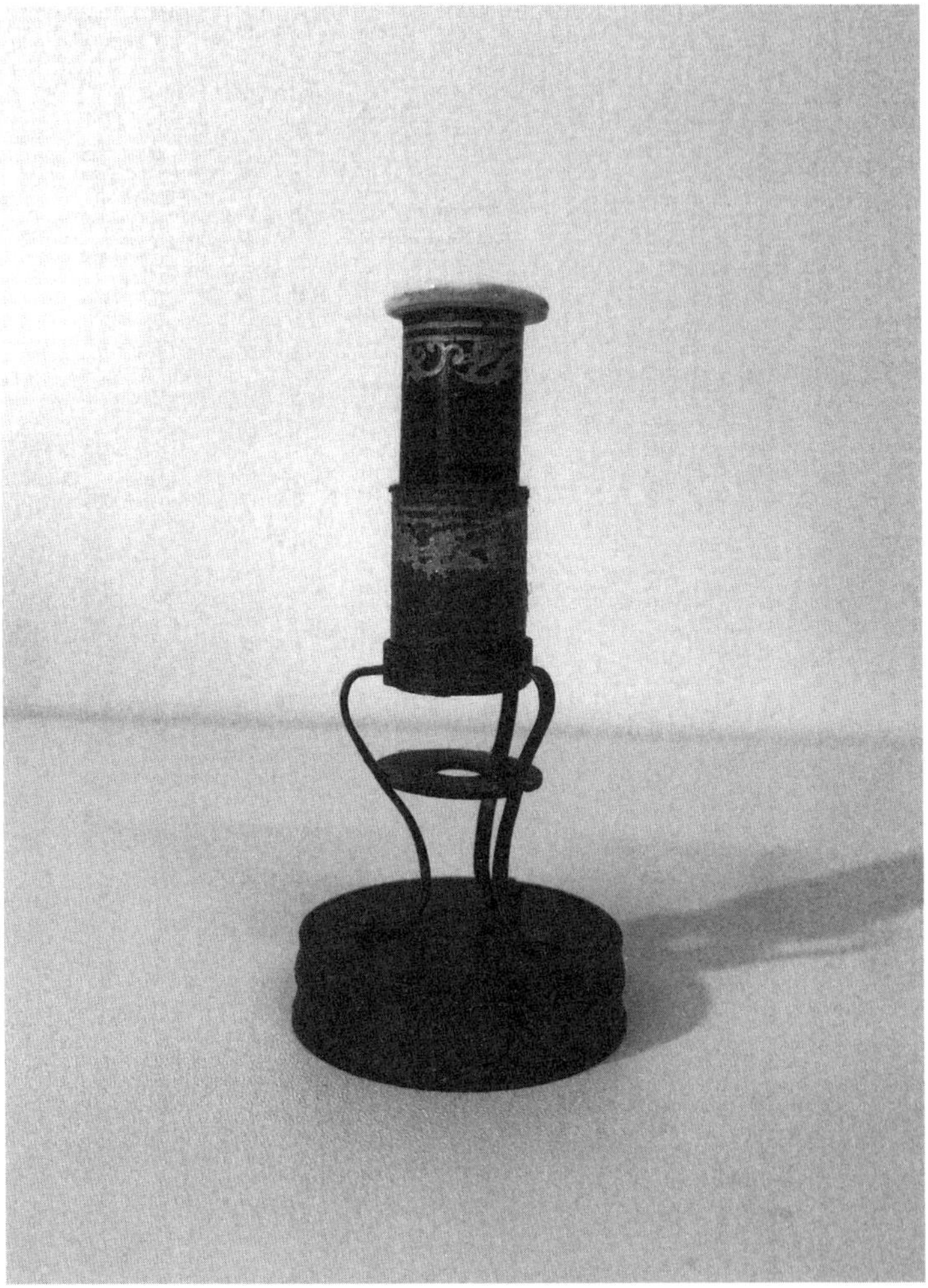

江戸時代の小型和鏡（顕微鏡）

ワクチン接種方法一つをとっても変化していますので、学校教育や不登校児童生徒への対処法もどんどん変わって当然かもしれません。

近い将来、「ゲームしてないで勉強しなさい」が「勉強なんてしないでもっとゲームしなさい」になっているかもしれません。

第2章　思春期のメンタル、どう対処する？

思春期の子ども

思春期は子どもの成長過程で第二次性徴が現れるなど身体的な成長が目覚ましく、精神的にも大きな変化の現れる時期です。心身の変化が大きく、人間関係などの様々なストレスも非常に多い時期です。思春期の子どもが理解できると、かかりやすい心身症とメンタルケアについても自然に理解できるのではないかと思われます。

思春期は、心の発達の面からは小学校高学年から高校生年代の時期にあたり、中学生前半までを「思春期前期」、それ以後を「思春期後期」と呼びます。思春期は身体的な成長だけでなく心身的な成長が進む時期で、特に心の面ではアイデンティティの確立が進み、その過程で様々な葛藤や悩みを抱きます。急激な心身の成長に精神面がついていけないと、メンタル不調が出現してくることが多く、思春期はメンタル疾患のリスクが高い時期でもあり、症状が出た時もそうではなくても、メンタルケアが非常に大切となります。

思春期の脳

思春期の脳は、成人の脳になる成長の途中段階です。出生時の神経細胞の軸索《じくさく》には髄鞘《ずいしょう》がありません。軸索の髄鞘化が完成すると神経線維は超スピードで情報を伝達でき、その脳領域は十分に機能するようになるのですが、思春期の脳内ではこの神経細胞の髄鞘化、つまりシナプスによる回路網の連結形成が猛スピードで行われているわけです。髄鞘化シナプスの連結形成のピークは男子で11歳、女子で12歳半と言われています。また必要のない連結の刈り込みも激しく、1年に0・7パーセントの割合で連結が減少し、20代初めに刈り込みが終了します。脳の神経細胞の成熟は0〜2、3歳の間に急速に進み、10代半ば〜20代前半にかけて完成されていきます。人間の脳は、哺乳類の中でも類を見ないほど未熟に生まれ、生後20年もかけて発達し続けていくと言われており、最も長く成長し続ける生物と言えます。

脳は後部から前部へと徐々に成長が進みますが、作業記憶や注意調節、反応抑制などの認知機能において重要な役割を果たしている前頭前皮質は、思春期はまだ成熟途中です。危険な行動、衝動的行動を抑制する判断や決定を下す前頭前皮質の機能が未成熟であるがゆえ、思春期の脳というものは、大変混乱している状態だと思っていいと思います。思春期にある子どもたちには、「でもその思春期特有の脳の混乱は長くは続かないし、新しい時代の幕開けでもあるんだよ」とも伝えてあげたいです。

また、暴言や暴力に関連ある神経伝達物質カコテールアミンはノルアドレナリン、アドレナリン、ドーパミンの3つを指しますが、思春期には動機付けや行動に関与するドーパミンが脳に満ち溢れています。そのため、物事に対する興味、好奇心などが高まり、スリルを求めたり、感情爆発する状況をあえて求めてしまうことなどがわかっています。計画、順序の決定、総合的判断、衝動抑制、行動結果予測の高次機能を果たす前頭前皮質の成長には個人差がありますが、非ストレス条件下では、前頭前皮質の制御機能が正常に働くのに対し、強いストレス条件下では、カテコールアミンの放出が過剰となり、前頭前皮質の機能は低下してきます。また、疲労の状態や注意欠如・多動症などの病態でカテコールアミンの放出が不十分な状況下でも、前頭前皮質の機能は低下してきます。思春期はできるだけ、強いストレスや疲労を避けることが最も重要なメンタルケアになります。

ドーパミン

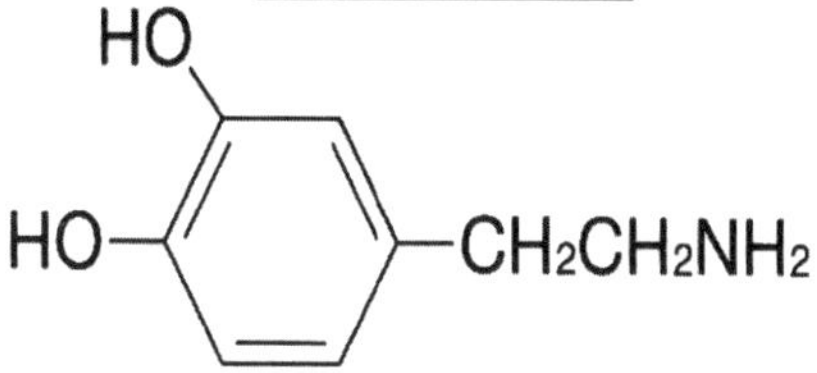

報酬系などに関与
スリルを求める

ノルアドレナリン

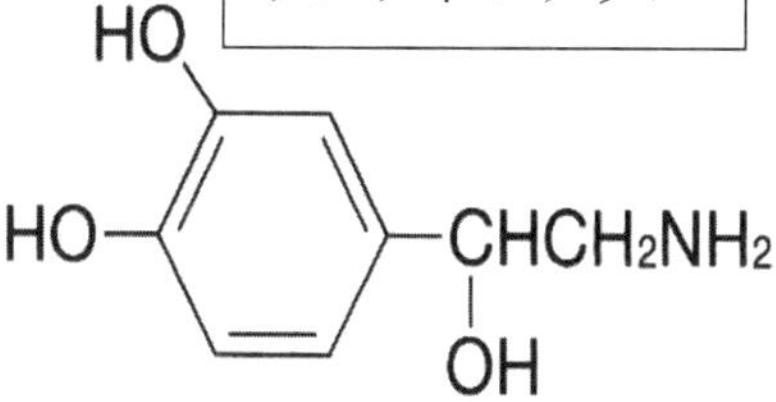

学習・感情・自律神経・ワーキングメモリーなどに関与

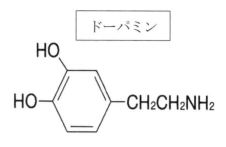

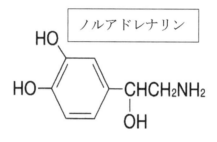

友達がいない悩み

友達がいないという悩みを相談されることがよくありますが、実は友達ができるかどうかは生活の結果であって、目標ではないので全然問題ではないのです。友達がいないことが本当の悩みではなく、友達がいないことで他の人と比べて自分を責めたり、劣等感を持ってしまっていることが真の悩みとなり、相談されている場合が多いのです。自分を好きでいてもらえれば、ありのままの自分で大丈夫と思える経験があり、自己肯定感がきちんと高まります。ですので、どんな状態の自分も大事に思えれば、いずれ自然に仲間ができてきます。周囲の大人はどんな状態の子どもであっても、できれば心配するのではなく、認めて、大事に思っているんだよということを子どもたちに伝えていただきたいと思います。

「死にたい」と言ってきたら

もし子どもが「死にたい」と言ってきたら、子どもから親に言ってきてくれたことにまずありがたいと思ってほしいのです。本当に何も言わないでいる子どものほうが深刻です。「死にたい」と言ってくれたということは、「助けてほしい」と言っているのです。「助けるよ」と、聴く姿勢を持ってあげるだけで、その後の経過は全然違います。それが、解決ができない問題だったとしてもです。黙って話を聴いてあげるだけでいいのです。励ましも助言も意見も言わなくていいのです。傾聴の繰り返しが、実は解決に向かうとても有効な方法です。自己否定的思考に対して、丸ごと聞いてくれた、自分を丸ごと受け止めてもらえているという感覚が、安心・安全な思考に子どもを向かわせてくれます。

思春期のうつ

病気が原因の場合もありますが、思春期の不調と精神疾患の境界は非常に難しい部分です。昔は子どもにうつ病はないと言われていましたが、今、子どもの6分の1がうつであるという報告もあります。最近の疫学報告では、12歳からうつ病の初発エピソードの頻度が急上昇し、12歳以降は成人の発症率と大きな違いのないことが明らかになっています。相談しにくい・受診しにくいのも特徴です。誰にでもある気分の落ち込みが、最初に現れるうつ症状のいわゆる抑うつ気分です。抑うつ状態は抑うつ気分が強い状態であって、この時点で病気ですので、休養と環境調整を行い、発症を予防したいところです。児童思春期のうつ病は、いわゆる抑うつ状態と身体症状が2週間以上続くものです。その場合は、心身のエネルギーが完全に消耗しており、完全に心と身体の病気ですので、すぐに治療が必要となります。しかし年齢により行動や異なった症状として表出されることもあり、評価・診断においては配慮が必要となります。同じ年齢でも異なった発達段階の可能性があり、何が「正常」あるいは「期待されるもの」なのか定義するのがしばしば困難となることもあります。また子どものうつ病には併存障害が認められることも多いようです。日本うつ病学会が作成した2019年の「うつ病治療ガイドライン」では、軽症治療の基本は薬物を使わずに支持的個人精神療法か集団認知行動療法を行うことにあるとなっています。子どものうつ病は、投薬治療をしなくても1~2年で寛解・回復する例が多いのです。診断学的には児童思春期と成人は同一の診断基準による診断が可能という考え方が欧米で一般的です。本人からの情報も重要となってくるため、児童思春期の症例の診断面接は、子どもとの面接、家族との面接、そして合同面接が推奨されています。児童思春期のうつ病は、年齢により表出される症状に違いがあり、薬物の反応も成人と異なり三環系抗うつ薬が無効であったり、自殺関連症状が認められたり、成人と異なる非定型的な反応を示すため、発達的な要因を考慮し、その特徴に配慮しながら診断・治療を行うことが重要です。その旨が２０１６年から「うつ病治療ガイドライン」に追加されました。児童思春期のうつ病は、成人同様にエピソードを繰り返すことが報告され、思春期以降のうつ病は、成人型うつ病への移行に注意して観察していくこととされています。最もエビデンスがあるとされる薬物療法・精神療法ともに、家族への介入、学校などの環境への介入など複合的・包括的なアプローチを行っていくことが推奨されています。児童思春期のうつ病の治療薬で唯一有効性（被験者をランダムに２群に分け、１群には被験物質を、２群には擬似物質を同時に摂取する試験での有効性）を示しているのはＳＳＲＩ（選択的セロトニン再取り込み阻害薬）のみです。しかも、ＳＳＲＩの中でもパロキセチンのように有効性を示さない薬物もあり、現時点で日本で使用できるＳＳＲＩで有効性のあるものは、エスシタロプラム、セルトラリンですが、エスシタロプラムはＱＴ延長（心臓の興奮からの回復時間が長くかかること）が報告されており慎重なモニタリングが必要とされています。思春期のうつ病は、男子に多いのですが、発達障害との関連が高く、成人のうつ病への移行も少なくないとされています。

2004年、FDA（アメリカ食品医薬品局。日本における厚生労働省に相当）は抗うつ薬SSRIに対する重篤な有害事象に関連して注意勧告を行った一方で、SSRI単剤、あるいはSSRIと心理療法の併用で治療効果が有意に高まるという指摘もしていました。

また、児童思春期のうつ病の場合は、大人の「〜してほしい・〜してほしくない」という気持ち、先入観・願望をいったん棚上げして傾聴し、「目の前の」子どもの気持ちを読み取ることや、話から読み取れる気持ちを言葉にして伝えることが大事です。事実の確認にこだわり過ぎないように、肯定的なうなずきや相槌をし、正論・大人の成功体験、大人の価値観を不用意に持ち出さないことが必要となります。子どもの思い・願いを知り、ストレスによる症状を見極め、ストレスのもとを一緒に探すのです。「うつ」は、心の疲れ、不調、エネルギー不足なのだから、まず休養、相談が必要なんだよと伝え、ちゃんと良くなることを保証してあげることも大事です。親から自信と信頼をもらった子どもは、自然と学校や社会へ出ていきます。自立とは「依存できる人や場所を増やすこと」でもあります。

思春期の不安障害

思春期はアイデンティティを形成する過程で特に不安障害にかかりやすくなる時期でもあります。少し落ち込んだり怒りっぽくなったりする程度であればそこまで心配は不要ですが、中学生や高校生は勉強や学校生活などで受ける過度な緊張、ストレスでもパニック障害に罹患しやすい場合があり、人によって症状は様々ですが、「また発作が起きたらどうしよう」という予期不安や恐怖を抱きやすい点が特徴となっています。心のバランスを崩してしまうと、パニック障害、社交不安障害など、一口に不安障害といっても様々な形で発症する恐れがあります。DSM-5（精神疾患の世界的な診断基準の最新版）では、パニック障害は「繰り返される予期しないパニック発作が生じ、発作が起きるのではないかという心配、もしくは発作を避けるような行動等をとることが1か月以上持続する」とされています。「このまま死んでしまうのではないか」という不安と心身の異常な反応（いわゆるパニック発作）が日常的に繰り返されると、パニック障害と診断されることが多いです。私たちに当たり前に備わっている警戒本能の部分である扁桃体の過剰適応により、恐怖や不安が日常生活に支障をきたすほど出てしまうものです。古代からの脳である扁桃体は、人類が生き残っていくうえで命を守るために不安や恐怖の感情を記憶と強固に結び付ける重要な働きを持つのですが、命の危険がない現代社会においてはそれが過剰となり、病気にしてしまっているわけです。また、思春期にかかりやすい社交不安障害は社会不安障害とも呼ばれ、周囲の注目が自分に集まるような状況で「なにか失敗して恥をかくのではないか」という強い不安や恐怖、緊張を感じます。発症年齢の中央値が13歳と早く、長期間続く不安障害の一つです。そして、約半数が十分な治療を受けていないとされています。思春期に、些細な出来事を契機に仲間と距離をとるようになる、グループワークで遠慮して全く発言ができない、人前での発表に強いストレスを感じ、家に帰ってもそのことが頭から離れず夜も眠れず、頭痛などにも悩まされるなどの症状はまさに社交不安症そのものです。しかし本人も周囲も性格上の問題とし、見過ごされ、成人後にうつ病を発症してから、思春期の社交不安障害に気づかれたという方もいます。

家庭内暴力・暴言どうする？

子どもによる家庭内暴力がこの数年で増えているようです。暴力は絶対にダメですから、身の危険を感じたらもちろん躊躇せずに警察を呼ぶべきです。では暴言についてはﾟ もし暴力につながったらﾟ 悲劇を防ぐためにもどう対処したらよいのでしょう。被害対象で最も多いのが母親です。スマホをめぐって14歳の中学生が自分の母親を殺《あや》めた事件報道も記憶に新しいですが、家庭内暴力の動機として、しつけ等の親の態度への反抗が7割近くを占めているようです。親が「子どものため」「良かれと思って」とやっているあれこれが、実は子どもへの押し付けになっている場合があります。自分に都合のいい情報ばかりを無意識に集めてしまうことを表す「確証バイアス」という心理用語があります。自分が正しいと思う情報に目が行き、否定するような情報は無視する結果、思い込みが強固になり、偏った判断をするようになるという誰もが陥りやすいものですが、そもそも親は、子育てに関しては特にその確証バイアスが働きがちになっているものです。家族というある意味閉鎖的な空間で、他の情報が入ってこなくなると、子どもの発するＳＯＳにも気づかなくなってしまうことがあります。子どもは「もっと自分を見てほしい」「認めてほしい」という時もそれをストレートに伝えることはなかなかできません。ちょっとした口答えや、やるべきことをやらなくなる、学校へ行き渋るなど、小さな変化で表現します。ＳＯＳはわかりにくいものです。身体の病気として子どもに現れる場合もあれば、何かのきっかけで不満を爆発させ、非行・犯罪として現れることもあります。

思春期に見られる様々な問題行動に対応するためには、子どもにとっての背景要因を理解する必要があります。思春期における心の発達を理解しておくと、どう対処したらよいかが見えてくると思います。まず、健全な自己概念、アイデンティティを形成することは大切な成長過程です。生殖系の変化、第二次性徴は、心血管系、呼吸器系、体の筋肉の大きさや強さなどにも影響します。「自分とは何か」という疑問を持ち、自分への意識が高まり、他人に対し強い劣等感を持つ時期です。一人ひとりが自分らしく成長することが一番大切ですが、個人差は、子どもの自尊心にも影響します。急激な自分の変化に違和感を覚えながら、仲間関係や異性関係、自己に関する悩み、自立をめぐる親子間の葛藤などの問題に新たに向き合うことになります。社会や学校、仲間・集団、家族など周囲からの影響を受けながら、一人の大人として自分を確立していく時期です。仲間の役割は大きく、仲間関係のトラブルは大きな影響を及ぼします。思春期の子どもは親から心理的に独立しようとしますので親への反発が強くなります。そのため、親の細かい指示や期待をわずらわしく感じるようになり、同世代の友人が親に代わり心の支えとなったり、親に話せない悩みを友達と共有したりします。中学生の不登校の理由として友人関係が大きなウェイトを占めるのもこのためです。でも次第に「自分は自分、他者は他者」という感覚が育ち、自分と違う面を持つ他者を受け入れることが可能になり、アイデンティティの獲得の基盤ができるようになるわけです。自分に関する自尊心が高まると、生きることにポジティブになり、自分はこれでいいと受け入れられるようになってきます。逆に大人、特に親に対して「大人も自分と変わらない人間なんだ」と気づき、それまで抱いてきた大人像が大きく変わり、大人がどれだけのものなのか疑問を抱き、大人に対して挑戦したくなることもあります。学童期では一番重要だった親との関係が徐々に弱まり、友達との関係が重視され、さらに異性に関して興味が高まり異性との関係が始まるのが思春期です。一方で、自分が他人に受け入れられない、自分が嫌いだという疎外感が頂点に達するのも思春期です。他者と良い関係を築き、ありのままの自分に自信を持って自尊心を高めることが健全なアイデンティティ形成に必要で大切なわけです。自分が尊い存在だと思い、自分を大切にできる感情、自尊感情が高いほど、様々な分野でうまくできる可能性が高まります。自尊感情の高低、そしてアイデンティティは、時間の経過、その時の状況などによって変化します。身体の発達では個人差が影響し、思春期の子どもは自分の容姿を他人と比べたり、メディアの標準と比べたりしながら、自尊感情を高めたり低めたりしています。この頃の子どもは自分に対する意識が非常に高まり、それまで一番影響を与えていた両親の意見よりも、友達の意見のほうが重要になってきます。思春期に入った子どもが、親が絶対的ではなく、間違いもする「普通の人だ」との認識（脱理想化）を持ち、親に依存することなく、自分で問題解決したり決断したりすることができ（非依存）、一人の人間として、時には親に頼られ支えることができる（個別化）というステップを踏むと、自立しながら親との親密な関係を維持できると思われます。また、思春期を理解するためのキーワードは両価性です。両価性とは、例えば些細なことで母親を罵ったり壁を殴ったりしていた子どもが、ほんの数分後にはベタベタと甘えた仕草を見せるといった、一見矛盾した態度のことを言います。思春期は親からの自立と親への依存の間で揺れる時期なので、両価性が非常に高まります。思春期の子どもは自分に対して非常に関心を持ち、自分に対して非常に内省的になり、なかなか自信を持つことができなくなったりします。子どもが、その揺れを社会生活に支障がない範囲でおさめられるように支援することが、周囲の大人の役割になります。しかし子ども自身では十分に対応できず、不登校や身体症状などの形で現れてきた場合に、来院されることが多いようです。思春期の子どもの発達課題である健全な自己概念、アイデンティティを形成する作業は、非常に苦しく長い時間を必要とすることがあるので、イライラしたり、またハイテンションになったり、感情の起伏も大きくなり、いわゆる反抗期となりますが、親の価値観から抜け出すチャンスの時期でもあると捉えられます。例えば、ずっと良い子であった子どもが自立性と自発性を獲得しようとした時、反動的に反抗的態度が強く出ることもあるのです。

しかしながら、もちろん急激な性格の変化には、脳症など鑑別しないといけない疾患もありますので、注意が必要です。

思春期の不調とメンタル疾患

思春期のメンタル疾患の種類には、気分（感情）障害、神経症性障害、ストレス関連障害及び身体表現性障害、心理的発達の障害、小児期及び青年期に通常発症する行動及び情緒の障害、気質性精神障害、統合失調症、生理的障害及び身体的要因に関連した行動症候群、パーソナリティ及び行動の障害などがあります。加えて併存疾患も多く、不安障害、うつ病性障害、注意欠如・多動症／行為障害など、躁的行動との重複診断が多いようです。

反抗挑発症（ODD）は、怒りっぽく、易怒《いど》的な気分、口論好きというものですが、注意欠如・多動症などとの追加診断をするためには、その人が他者の要求に従えないことが、単に努力や注意の持続を求められたり、じっと座っていることを求められるような状況だけに限らなかったりすることを確認する必要があります。

注意欠如・多動症はしばしば多動で衝動的な行動を示し、秩序破壊的であることがありますが、それは社会的規範に反したり、他者の権利を侵害するものではないため、行動障害（CD）の診断を満たすことはありません。情緒障害群の不安症群（ADs：Anxiety Disorders）は、過剰な恐怖と不安、関連する行動の障害が特徴です。恐怖または不安が過剰であったり、発達的に適切な期間を超えて持続していることによって、発達的に正常な恐怖・不安と区別されます。強迫症及び関連症群（OCRD：Obsessive-Compulsive and Related Disorders）は、強迫観念・強迫行為の存在で特徴づけられる障害群です。強迫観念は繰り返し生じ持続する思考・衝動・イメージであり、侵入的で望ましくないものとして体験されます。強迫行為は繰り返される行動・心の中での行為で、本人はその強迫観念に対応して、あるいは厳密に守らなければならないある決まりに従って行わなければならないように感じています。生来的に行動統制が未熟な面を持ち合わせていることがしばしば指摘されています。抑うつ障害群（Depressive Disorders）は、悲しく、虚ろなあるいは易怒的な気分が存在し、身体的及び認知的な変化も伴って、個人が機能する上での資質に重大な影響を及ぼすことを特徴とします。双極性障害（ＢＤ：Bipolar Disorder）は、気分と活動性の水準が著しく乱されるエピソードを繰り返すこと（少なくとも２回）が特徴で、気分の高揚、つまりエネルギーと活動性の増大を示す場合（躁病または軽躁病）と、気分の低下、つまりエネルギーと活動性の減少を示す場合（うつ病）があります。神経発達症群として自閉スペクトラム症（ＡＳＤ：Autism Spectrum Disorder）、知的能力障害（ＩＤ：Intellectual Disability）、限局性学習症、発達性協調運動症、チック症群（トゥレット症等）があります。反応性アタッチメント障害（ＲＡＤ：Reactive Attachment Disorder）は、養育者に対する情緒的な関わりが著しく少ない、欠如する行動様式を持つ障害です。ネグレクト、養育者の頻回な交代、養育者の極端に少ない施設での養育など、アタッチメントを形成する機会が極端に制限された養育が行動障害の原因とみなされています。脱抑制型対人交流障害（ＤＳＥＤ：Disinhibited

Social Engagement Disorder）は、見慣れない初対面の大人との積極的な交流へのためらいの減少や欠如、年齢不相応のなれなれしい身体行動などを特徴とした行動様式を持つ交流障害です。原因として、安定したアタッチメント形成機会の極端な制限やネグレクトが背景にあるということが診断要件となっています。パーソナリティ障害群のパーソナリティ障害（ＰＤ：Personality Disorder）は、その人が属する文化より期待されるものから著しく偏り、広範でかつ柔軟性がなく、青年期または成人期早期に始まり、長期にわたり変わることなく苦痛または障害を引き起こす内的体験及び行動の持続的様式です。

鑑別を要する身体疾患として、てんかん、脳腫瘍等の中枢神経疾患、甲状腺疾患など内分泌・代謝・遺伝性疾患、睡眠障害（睡眠―覚醒障害群）、不眠障害、過眠障害、ナルコレプシー、呼吸関連睡眠障害群、睡眠時随伴症群等があります。何が「正常」なのかを見極めるのがしばしば困難なのは、思春期は誰でも心身の不安定さを生じる状態にあるからです。理想と現実のギャップによるストレスや、目標に向かって努力したい気持ちはあるのに努力ができない、親や周囲の大人は自分のことを理解していないという思い、協調性を重視するあまり自分は周囲にどう思われているかという他者からの評価を必要以上に気にして、嫌われてはいけないという強迫観念に近い思い、などの状態です。誰にも相談できないまま悩みや不安をため込んだ結果、精神疾患に発展してしまうケースも見られます。

情動と身体の密接な関係

私たちの不安や恐怖あるいは喜びといった喜怒哀楽の情動は、心臓のドキドキ、声や表情、顔色の変化など身体の変化と直結しています。心身症患者である子どもの病前状態には共通の心理的特徴があります。それは、自分の情動に気づきにくくなっているということです。葛藤やフラストレーションがたまる状況で、自分の情動に気づきにくくして適応することに慣れてしまっているのです。実は自分の情動に気づき、それを言葉にすること、体に起こっている変化をそのまま感じることは、心と身体の健康に大切です。共感性や想像力にも関連し、対人関係のもとにもなります。マインドフルネス（あるがままを受け入れる心の状態）な時間、情動をゆっくり感じる時間を得られると良いと思います。〝美味しい〟という感情を大事に一口一口味わって食べるマインドフルネスな食事も有効です。

思春期の摂食障害

摂食障害の神経性やせ症（ＡＮ：Anorexia Nervosa）と神経性過食症（ＢＮ：

Bulimia Nervosa）のおおまかな診断基準は、①標準体重の20パーセント以上減のやせ　②食行動の異常　③体重や体形についての歪んだ認識　④発症年齢30歳以下　⑤（女性ならば）無月経　⑥やせの原因と考えられる器質性疾患がない、となります。発症のきっかけ（家族、発達、負けず嫌い）を取り除くことや、正しい栄養知識を身に付け、ボディイメージの歪みややせを手放す不安を改善し、神経性やせ症はリフィーディング症候群（ＢＭＩ15～12、慢性的な栄養障害がある状態に対して、急激な栄養補給で発症する代謝性合併症）の危険もあり、入院治療が必要です。一般小児科外来は早期発見の砦となっていますが、家族が子どもの変化に気づいていないことがあります。また成人と異なり、やせ願望を示さない「食物回避性情緒障害」「機能的嚥下障害」など特別なタイプが認められ、対応法が異なります。著しいやせ及び脱水などの身体的危機、あるいは極端な拒食、強迫的な行動など併存精神症状が顕著であれば、入院を含めた緊急対応が必要であり、専門機関へ躊躇なく紹介することになっています。

ストレス反応と自律神経系・内分泌系・免疫系への影響

思春期のストレスの大きな原因の一つは、人と比べることにあり、心身ともに大きく成長する時期だからこそ他人との違いがより大きく見えてしまいがちです。ありのままの自分でいい、人と比べる必要はない、ということに気づけるような支援が必要だと思います。ストレスがかかると、ストレスホルモンのコルチゾールが生命維持に必要不可欠な機能を促進し、心拍や血圧を上昇させ、エネルギーを脳や筋肉内へ送り込みます。また、ノルアドレナリンの増加により認知や集中の機能改善が起こります。コルチゾールはストレス状況下においてエネルギーの再分配をすることで生存を優先させる働きをします。そしてポイントとなるのが、即時の生存に必要でない機能を後回しにすることです。つまり、骨の再生や消化吸収など、思春期にとても重要な身体の成長の部分を後回しにしてしまうのです。さらに、長期間のノルアドレナリン系の調節異常が内分泌系のアンバランスをもたらし、免疫系の弱化へつながってしまうのです。長期間のストレスは、子どもの心と身体の成長に非常に害があります。また、やるべきことが増えてストレスがかかってくると、やりたいこともストレス発散のために増えてきます。そうすると、身の回りのことや睡眠時間に影響が及んできてしまいます。まずは、プライベートタイムを最優先し、やりたいことから順にやり、睡眠はしっかりとることです。ストレスをためないためにも、やるべきだが気が進まないことは余った時間にすることが推奨されています。そして、相談相手や複数の居場所を確保しておくと、心と身体は回復しやすいともされています。一つの環境しか知らないと、悩んだ時に逃げ道が見つからず精神状態が悪化してしまう場合がありますが、学校の中に複数の居場所や学校以外にも居場所があれば、その場所で回復できるからです。

相手に合わせすぎて無理をしてしまう過剰適応への対策は、「みんなと仲良く」というものはちょっと違うんだよと伝えることです。無理に友達を作ろうとすると、本当はやりたくないことをするため、かえってストレス過剰になって、睡眠に悪影響を及ぼすなど心と身体のバランスを悪くしてしまいます。自分の本当の気持ちに正直になって、自分が楽しく過ごせる時間を大事にしてほしいのです。そして、もちろん支えはするけれども、あくまでも本人が決めて、失敗も含めて経験していくことを、親が見守るスタンスが大事だと思います。挑戦させてあげて下さい。つい、先回りしてしまったり、「それはやめたほうがいいよ」と言ってしまいがちですが、もちろん情報や選択肢やいろいろな可能性を示すことは重要ですが、最後は本人が決めていくことです。思春期の関わり方の基本は、傾聴です。人と比べず自分のペースで行動して、適度な運動をして、自分を大事に自分を好きでいてほしいと願い支える姿勢です。子どもが自分で判断して挑戦したことは、その後の人生を進む自信につながる経験として宝になると思います。また、喧嘩やトラブルが起こるというのは、本人が悪いからというよりは、本人が攻撃されてその防御をしている場合や、今ストレスが強いんだよと本人が訴えているストレス反応が多いようにも思います。裏に隠れている真の原因がわかると、そういったことが減っていくように思います。自分の行動を報告・連絡することは社会性にもなります。ただし、自閉スペクトラム症（ＡＳＤ）の子どもは自分の気持ちや考えを言葉で表現するのが難しい場合も多いので、状況や本人の行動から気持ちや考えを推し量って対応しなければいけないことがあります。

ＢＰＳ（生物―心理―社会）モデル

思春期の機能性身体症状という病態がありますが、この原因に深く関わっているのが、ＢＰＳモデル＝生物（Bio）―心理（Psycho）―社会（Social）です。

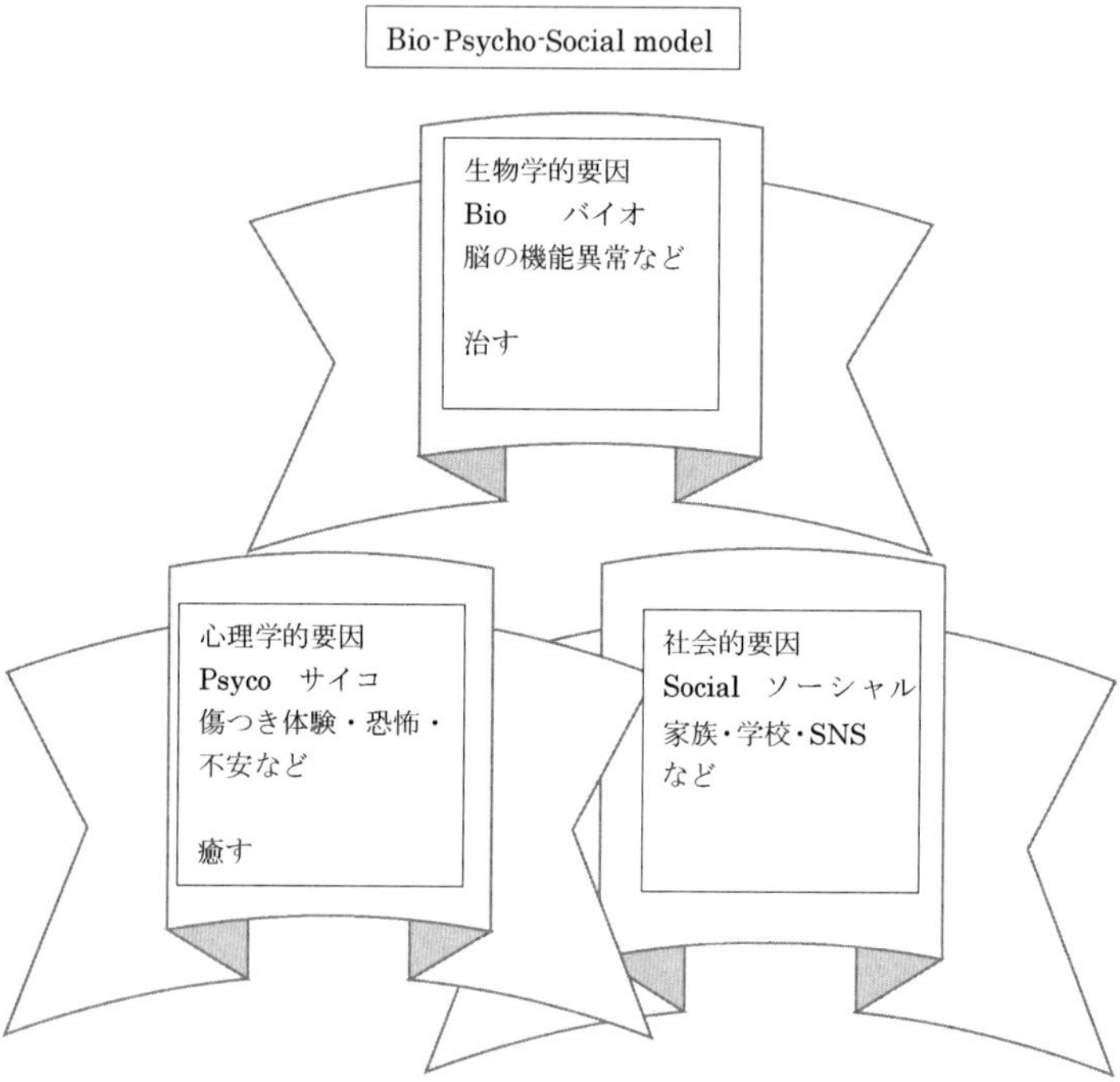
Bio-Psycho-Social model
生物学的要因
Bio　　バイオ
脳の機能異常など
治す
心理学的要因
Psyco　サイコ
傷つき体験・恐怖・
不安など
癒す
社会的要因
Social　ソーシャル
家族・学校・SNS
など

Bio《バイオ》：生物学的要因（脳の機能異常、年齢、遺伝、ＢＭＩ、血管迷走神経反射、視床下部―下垂体―副腎系の鋭敏化など）

Psyco《サイコ》：心理学的要因（針への恐怖、ワクチン・薬への不安、思い込み、周囲からどう思われるか、政府や厚労省の方針に疑心暗鬼、身体反応への過剰な心配など）

Social《ソーシャル》：社会的要因（家族・友人・ソーシャルメディアから受ける情報、報道、医療関係者の態度・言動・説明、周囲の人の態度や様子、思想・信条など）

これらの要因が絡み合って、器質的な異常が見つからないのに、明らかな身体疾患が出現してくるわけです。寝たきりのようになってしまうこともある厄介な病態です。機能性身体症状と言われています。医療者だけでなく周囲の大人が「大丈夫だよ」と一言言ってあげるだけでも、その発症を防ぐことが可能です。

第3章　発達障害、どう対処する?

発達障害とは

大前提として理解しておきたいのは、発達障害は単独の診断名ではなく、基本的には自閉スペクトラム症（ＡＳＤ）、注意欠如・多動症（ＡＤＨＤ）、限局性学習症（ＳＬＤ）という３つの代表的な障害の総称だということです。なぜ総称で呼ばれるのかというと、どれも幼少期から症状が見られる、生まれつきの障害だからです。また、それぞれが単独で発現することは少な

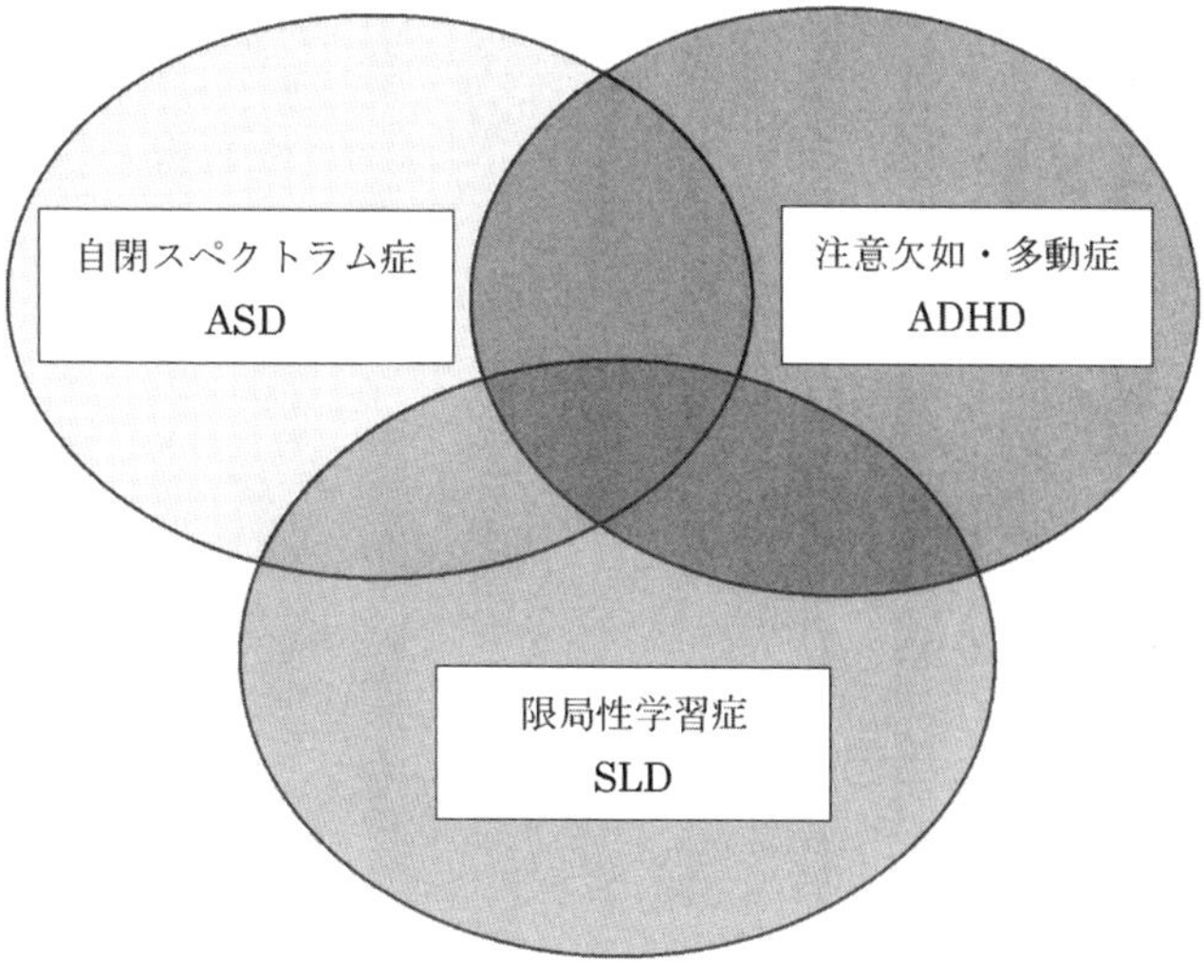

く、例えば注意欠如・多動症は学習障害をよく合併しますし、単純ではなく重なり合って、相互に関わって混合するような形で発現してきます。ですので、発達障害と表す場合は診断名ではなく、それらの障害の総称として使っています。また、自閉スペクトラム症ですが、以前は広汎性発達障害（ＰＤＤ）と呼ばれていました。自閉スペクトラム症と診断される人は１００人に１人くらいでしたが、だんだん増えてきています。その理由の一つは、診断の幅そのものが広がったことにあります。以前は知的障害を伴っている重度の人しかＡＳＤと診断していませんでしたが、最近では特徴を持っている人を幅広く診断するようになっています。発達障害の定義としては、ＤＳＭ－５の神経発達症が最も近いと思います。知的障害は、医学的には発達障害に含まれるのですが、福祉や教育においては区別され、両者の支援はかなり違うものになっています。発達障害者支援法は心理機能の適正な発達を支援する法律ですが、知的障害は含まれておらず、知的障害だけの人は、知的障害者福祉法という法律によって保障されています。つまり、神経発達症のカテゴリーには知的障害が含まれるけれども、発達障害と言う時に知的障害はあまり含まないわけです。学業の遅れが目立たず、場合によっては健常児よりも成績の良い障害児が存在するなど、30年前は親も教師も想像できなかったのではないかと思われます。視覚障害などの身体障害や精神障害については理解しやすいのですが、発達障害は発達そのものが障害されているのではなく、発達の過程で明らかになる行動やコミュニケーションの障害です。根本的な治療法は現在ないのですが、適切な対応をすることにより社会生活上の困難は軽減されます。発達の過程で明らかになるということは、生まれた時にすぐわかるわけではありません。行動やコミュニケーションの障害は歩き始めて話し始める時期にならないとなかなかわかってきません。発達障害の診断は非常に幅広く、特性が非常に強ければ発達障害、特性が非常に弱ければ定型発達となるわけです。発達障害は重症例を除けば、育児相談の延長のような対応となる部分も大きいのです。

例えば、自閉スペクトラム症は付き合いを苦手とする特性がありますが、その特性がスペクトラム（連続体：程度の境界が曖昧）となっているため、特性が強い人は発達障害と診断しやすいのですが、特性がそこまで強くない人は、発達障害として捉えるか定型発達の苦手さとして捉えるか、判断が非常に難しいというわけです。発達障害の特性は性格に取り込まれます。発達障害特性があっても、社会適応上の問題がなければ性格の一部として捉えます。頑固・そそっかしい人というような感じです。性格の範疇に収まらず社会適応に大きく影響する場合、特性の強弱や困り具合、いつからその特性があるか、環境や状況によるものではないか、特性が持続しているか、プラス知能検査（ＷＩＳＣやＷＡＩＳ）などの基準に基づき、発達障害であるかどうか臨床診断を行います。しかし、特性がスペクトラムなのでグレーゾーンがあるため、とても難渋する分野とも言えると思います。診断のポイントは、６歳までに症状があるかどうかです。発達障害は、小児期までに特性が現れる先天的な要因があります。特性が心理的な問題ではない、つまり、緘黙《かんもく》症や愛着障害のような原因で起こってくる病気とは違うということになります。先天的な要因なので、経過の中で症状が持続的に見られ、良くはなるけれどなくなりはしません。発達には段階に応じた多様なマイルストーン（指標）があります。しかし、特性が周囲に理解されず適切な援助がなされないままだと発達段階を上っていけず、社会生活上の困難が本人とその周囲に起きてしまいます。その状態が発達障害だとも考えられます。ですので、診察する際には生育歴を確認する必要があります。例えば、乳幼児健診や就学時健診でこんなことを言われたとか、今の本人の状態や困りごとが、最近起こり始めたことなのか、幼少期から同様の特性を持っているのかが、発達障害の診断をする上で非常に重要です。発達障害の診断は、日本社会では子どもの人生の進路を大きく左右することもあります。子ども本人だけでなく親にとっても、発達障害と診断されて専門機関の支援を受けるようになると、一時的に子育ての苦労から解放されたように感じるかもしれませんが、今度は障害を意識した子育てが求められるようになります。正しい診断に基づいているなら適切な対応になりますが、早期発見・早期支援の行き過ぎで過剰診断の可能性があれば、単に子育てのストレスを増やすだけになりますから、時間をかけて十分吟味される必要があるのではないかと感じます。

注意欠如・多動症（ADHD）の原因

注意欠如・多動症は、脳の構造的要因や、前頭前皮質の障害があること、カテコールアミンの調節異常があることが要因であると示唆されています。

注意欠如・多動症の症状には、自分の注意や行動をコントロールする脳の実行機能の偏りが関係していると考えられていますが、実行機能は前頭前野と呼ばれる大脳の前側の部分で調節されていますので、前頭前野を含む脳の働きに偏りがあると考えられています。前頭前皮質は、作業記憶や注意調節、反応抑制などの認知機能において重要な役割を果たしているため、前頭前皮質の機能障害により、作業記憶の低下や注意散漫、多動及び衝動性など行動異常が起こることが示唆されています。

また、カテコールアミンの調節異常もあります。脳の神経伝達物質であるドーパミンやノルアドレナリンの働きが不足気味であることもわかっています。これらの神経伝達物質の機能が十分に発揮されないために注意欠如・多動症の症状である不注意や多動性が現れるのではないかと考えられています。

これらは脳の特性ですので、注意欠如・多動症の子ども本人の怠けだとか根性や努力の問題ではないという理解が必要です。

見落としがちな発達障害

注意欠如・多動症（ＡＤＨＤ）には「のび太型（不注意優勢型）」と「ジャイアン型」という2つのタイプがあります。

「ジャイアン型」と呼ばれている多動・衝動性優勢型の注意欠如・多動症は、落ち着きがなく、短気でキレやすい特性が見られることが多いので、一般的に知られている「注意欠如・多動症」という病名から抱く先入観通りでわかりやすいわけです。サポートも受けやすいことが多いです。

「のび太型」と呼ばれている不注意優勢型の注意欠如・多動症は、多動と衝動性は目立たない一方、「注意力に欠ける」「忘れ物が多い」「片付け、整理整頓ができない」「感情が不安定で落ち込みやすい」「人間関係が未熟で孤立しやすい」「友達との会話が苦手」「学業についていけない」などの傾向があり、そのためにクラスで孤立したり、いじめにあったり、不登校になるケースが少なくないとされています。とても多いのですが見落とされがちな発達障害です。「ジャイアン型」の特徴を併せ持つ「混合型」であることも多いのです。

注意欠如・多動症と言えば「多動」という認識しかないと、「のび太型」の子どもはケアやサポートの対象から完全に外れてしまうことになってしまいます。

また、発達性協調運動障害（ＤＣＤ）も大変見落とされやすい発達障害です。不器用さが目立つ状態の発達障害で、運動、特に2つ以上の動きを同時に行う「協調運動」に困難がある障害のことを指します。例えば、洋服をコーディネートする時に、背広もズボンもネクタイも靴も一流品なのに、合わせてみたらちぐはぐだった、という具合に、一つ一つの身体の機能にはまるっきり問題がないのに、脳が運動をコーディネートできないために起こってくる障害です。2～7倍の割合で女子より男子のほうが発症しやすいと言われており、頻度も6～10パーセントの確率と高く、小学校の30人学級ならクラスに2、3人はいる計算になります。これは自閉スペクトラム症や注意欠如・多動症とほぼ同等です。また、注意欠如・多動症の30～50パーセント、学習障害の50パーセント、自閉スペクトラム症の80パーセントと共存し、非常によく見られる発達障害の一つとされています。

日本国内では発達性協調運動障害の認知度がまだ低いため、乳幼児健診などでは何の指摘もされないことがあります。発達性協調運動障害の乳幼児期のサインとして、むせやすい、寝返りがうまくできない、ハイハイがぎこちない、一つひとつの動作に時間がかかる、何もない所で転ぶ、転んだ時に手をつけない、階段の上り下りが苦手、はさみがうまく使えない、物をつかむ力が強すぎる・弱すぎる、などがあります。もちろん発達性協調運動障害以外に運動麻痺などの可能性もあります。乳幼児期は運動機能を身に付ける速さにかなりの個人差があり、筋肉や神経系の他の疾患についての十分な確認ができないこともありますので、5歳前に発達性協調運動障害と診断されることは稀なのです。

定型発達の子どもならば誰でも難なくこなせるような、床にボールを弾ませる、片足でバランスを取る、といった簡単な運動においても、その不器用さは表れます。発達性協調運動障害の子どもは、親や教師が、ふざけているのではないかと思うほど理解できない動きをすることもあります。協調運動とは、手と足、目と手、など体の別々の部位を同時に動かす運動のことです。例えば自転車に乗る時は手でハンドル操作をしながら足でペダルをこぐなど、異なる動きを同時に行っています。何気ない運動でも、それをスムーズに正確にこなすには、目で空間的な位置を認識し、自分の体と対象との距離を測ったり、目と手足を連動して動かしたり、体のバランスを取ったり力の入れ具合を調節したり、動くタイミングを計ったりといった、様々なレベルの情報を統合し、運動に結び付けなくてはなりません。発達性協調運動障害の子どもにはそれが難しいのです。

学童期になると、授業を受けたり集団生活を送ったりする中でより高度な協調が求められるシーンが増え、身体を思うように動かせないことから、粗大運動（座る・立つ・歩く・走る）、手と目の協調を必要とする遊びやスポーツ、ダンス・球技・縄跳び・鉄棒など体育の授業で行うような運動をしたがらず、身体を動かす機会が減る傾向になります。

不器用さはなかなか脳の機能障害と理解されにくいために、周囲からの支援は受けにくく、逆に親も教師も、何度も繰り返せば必ずできるようになるとして、練習が足りないと言って反復練習を強いるような指導をしがちです。学校生活で苦労することが多く、自己肯定感や自尊感情が下がり、最悪の場合、虐待やいじめ、体罰などとなってしまいます。感覚や運動レベルの障害にとどまらず、二次的な学習意欲の低下、いじめ、不登校など、情緒的・行動的な問題まで負うことのないように、発達性協調運動障害が発達障害の一種であることの理解を促す丁寧な説明と適切なサポートや合理的配慮を行いたいです。

自閉スペクトラム症（ASD）とは

発達障害の項（79頁）で説明したように、スペクトラムとは連続体という意味です。自閉という言葉からは暗い雰囲気がしますが、自閉スペクトラム症の方は本来朗らかで明るく博士気質、スペシャリストですが、対人関係やコミュニケーションの困難さが前面に現れ、対人交流の持続的な障害が起きてしまうのです。型にはまった体の動き、物の使用や発話、同一性へのこだわり、決まった手順への融通の利かない固執、儀式化された言語もしくは非言語行動パターン、集中の深さや狭さが一般的でないほど非常に限られている大変強い興味・関心、感覚入力に対しての反応性の過度の上昇もしくは低下、もしくは感覚に関する環境に対しての並外れた興味などが特徴です。

ＤＳＭ－５は現在日本の多くの精神科の先生が参照するアメリカにおける診断基準ですが、その他にＷＨＯ（世界保健機関）が作成する２０２２年版ＩＣＤ－11（国際疾病分類）があります。ＤＳＭ－５と違い、ＩＣＤは精神障害以外の疾病も含めた分類水準であり、ＷＨＯが定める国際的な分類の方法であるということです。どちらが優れているということはありません。精神疾患の分類方法や診断基準に大きな違いはないのです。オーストリアの小児科医ハンス・アスペルガーは、１９４４年に「小児期の自閉症精神病質」という論文でアスペルガー症候群について発表しましたが、のちに自閉スペクトラム症（ＡＳＤ）に一括されました。アスペルガー症候群は知能の遅れのない自閉スペクトラム症として非常に有名でしたが、ドイツというのはすごい国で、現在もずっと調査を続けているのです。アスペルガー氏がナチスに協力し、安楽死病院に一部の患児を送っていたことがわかり、名前は使われなくなりました。

自閉スペクトラム症の特徴として、乳児で触覚の感覚過敏が強く出ると、触れた感覚や触られた感覚が強く不快に感じるので、抱っこを嫌がって泣いたりします。ですので、抱き上げると余計に泣き、泣き止まず、睡眠も不安定で非常に手がかかった印象になります。一方、視覚の過敏性が強く出れば、視覚的な刺激に没頭してしまって人が全く目に入ってこないので、親に対しても関わりを持とうとせず、全く手がかからなかったという印象になります。人見知りや後追いがないのです。以前は人見知りがないと「いい子だね」などと言われていたのですが、今は自閉スペクトラム症の疑いを視野に入れます。

幼児期では、特有の癖である自己刺激行動、つまり自ら感覚刺激を求めるような行動が見られるようになってきます。例えば、視覚的な刺激として横目で見る・覗き込む・手をひらひらするなど、身体感覚の刺激として体を揺らす・ぐるぐる回る・つま先立ちなどです。車輪や換気扇などの回るもの、水の流れや石などの光るものを見るのに没頭したり、おもちゃをおもちゃとして遊ばずに延々と並べ続けたり、同じ行動をひたすらに繰り返します。人と関わろうとせず、それどころか関わってくると、かんしゃくを起こすようなことがよく見られます。名前を呼ばれても反応が乏しいので、耳が悪いのではないかと疑われるのもこの頃です。

1歳から2歳までの間は自分が興味を持ったものを指で指し示したり、持って来て見せたりが頻繁に見られますが、自閉スペクトラム症の子どもではそうした行動があまり見られません。定型発達では身近な人の行動を見て、真似してやってみることも多くなってきますが、人への興味が薄い自閉スペクトラム症の子どもではあまり見られません。感覚過敏がまずあって、そのために本来人に向くべき興味や関心が物のほうに向いてしまい、社会性やコミュニケーション能力が伸びなくなるようです。興味の向き方が人に対しても物に対しても同じなのです。

3歳から5歳になると、感覚過敏の行動が、興味の偏りやこだわりへと現れ、人との関わりには興味が向かない一方、マークや数字などに強い興味を持って天才的に覚える子どもが出てきます。変化への弱さも出てきて、思い通りにならないと強いかんしゃくを起こして、自分の頭を打ち付けたりすることがあります。

限局性学習症（ＳＬＤ）

学習障害（ＬＤ）はＤＳＭ－５で「限局性学習症（ＳＬＤ：Specific Learning Disorder）」に名称変更されました。知能には大きな問題がなく、目も見え、耳も聞こえているのに「読む」「書く」「計算する」といった学習技能のいずれか1つ以上がうまくできない状態です。例えば、誤った発音をする、文章の文字や単語を抜かして読む、読んでいるものの意味を理解することが難しい、誤った文字を書く、句読点を間違える、単語の中に誤った文字が混じる、文法的な誤りの多い文章を書く、数の感覚や計算の正確さに困難がある、数学的推理の正確さに困難があるなどです。

対処法としては、やみくもな練習だけではかえって自分を失い逆効果の場合もあるので、本人の得意な面からアプローチするなど学習法を工夫することです。また、パソコンや計算機を積極的に取り入れたほうが良いこともあります。学校の先生の協力も不可欠で、授業の仕方や教材、接し方の工夫などが求められます。好きなこと、得意なことを見つけることも大事で、勉強以外の能力を育てたり、成功体験を重ねたりして自信を得たいところです。

限局性学習症には脳の発達特性が関係しています。子どもたちが学習に困難をきたすのは、本人の努力が足りないせいではありません。けれども自分ができないことに目が向きやすく、自尊心が低くなりがちです。自尊心を育てるためには、学習面での能力向上や達成感と同時に、得意なことを活かして力を発揮できる場を見つけることも重要です。

発達障害のグレーゾーン

発達障害には「グレーゾーン」という概念があります。発達障害であるという診断は受けていないものの、その傾向にあるという状態です。

発達障害のグレーゾーンには、生物学的要因から養育者や他者との愛着関係形成に困難を抱えやすく、愛着に問題を抱えた子どもや大人が多いのですが、発達障害はあくまで脳の偏りの問題なので、心理的な問題である場面緘黙《かんもく》症だとか愛着障害などは入らないのです。愛着障害の症状が、衝動性や感情調整の問題など注意欠如・多動症及び自閉スペクトラム症と似た状態のため、常にわかりにくいのです。他の障害を合併したり、混合していることもあると思われます。また、発達障害の子ども特有の育てにくさから、愛着形成に問題が生じて愛着障害を引き起こしてしまうこともあります。虐待の経験や小児期のトラウマになるようなことの経験が要因であることも多く、「発達性トラウマ障害」「愛着トラウマ」などと呼ばれていました。グレーゾーンの方には診断前支援が有用です。

発達障害の治療とトレーニング

通常の疾患の場合、同じ診断名で重症度が同程度であれば、同じような症状を呈すると考えられますが、発達障害、つまり生活の障害では、本人の発達特性のみならず、その子どもが生きている環境との関係で、生じる症状や問題がかなり異なります。ですから、治療としては、発達特性そのものを変えていくというよりは、どういう環境で生きていくかという部分を調整することになります。

子どもの発達障害診療が目指しているのは、大人になった時の生活の質を高めることです。特性がありながらも社会参加をして、経験や学習の蓄積によって社会適応性を高めていくことなので、治療はそのためのトレーニングです。つまり、「扱いやすい子」にするのが治療の目的ではないということです。

また、発達障害者支援に、万能な方法はありません。環境や状況や価値観は常に変化し続ける、また加速する時代でもあります。携帯電話の進化を見ても明らかですが、ある時有効だった支援がその後も有効とは限らないわけです。継続的な観察や状況の把握も重要で、一生寄り添う覚悟を持つことも大事かもしれません。一人ひとり違いますので、教科書通りの症例はほとんどないとも言われています。

環境調整を治療の軸として、そこに薬物療法を追加する場合もありますが、特性を消す薬はありませんので、その子どもらしく、生活の中で自身の持ち味を活かしながら生きていくための、生きる力を育てるお手伝いをすることが発達障害の治療かと思われます。

発達障害のかけらは、大きいか小さいかは別として、誰もが持っていると思われます。かけらの尖った部分が刺さるかどうかが問題で、かけらが小さくても刺さることもあれば、かけらが大きくても尖っていなくて刺さらないという場合もあります。ですので、かけらが刺さって二次的な問題に発展する前に、まずは刺さらないようなトレーニングをしたり、尖った部分を少し丸くしたりといったことが発達障害の対応の基本となります。つまり発達障害の治療は適応性を高めることになります。

発達障害の特性はなくならないので、適応性を向上させ発達障害の特性をコントロールすることです。学校からの情報も必ず得るようにします。学校と医療機関の間で個人情報の共有の同意を得た上で、保護者に学校の先生向けの問診表を持ち帰ってもらいます。学校の先生方や発達相談に携わる行政の担当者が、心配と感じる子がいる場合に記入した問診票を保護者に渡して受診を勧めるという取り組みも各地で行われつつあります。

地域において、様々な職種が連携して同じ価値観を持ち、同じ方向性で本人や保護者と関われるネットワークをつくることは、発達障害の治療・支援・トレーニングの上でも重要です。

発達障害は、症状の軽さと社会適応の良さが必ずしも比例しないとされています。症状の重い人は、支援や援助が常に必要となるため、社会適応を目的とした診療が提供されることで、逆に社会適応の良さとして現れます。症状の軽い人は、実は一貫して違和感を覚えながら生活しているので、思春期頃に身体症状、うつ、不安、強迫などの精神症状、不登校、いじめ被害など、いわゆる二次症状が生じやすくなります。

気管支喘息の診断も、食物アレルギーの負荷試験も、今では重症例を除けば小児科診療所で行われるようになりましたし、発達障害は小児科医や精神科医なら誰でも扱う存在にシフトしつつあると思われます。1～3歳の場合は、家族と一緒に発達を見守り、10～12歳を過ぎて問題行動が目立つようになってからの場合は、まず問題解決を優先し、中学生くらいになったら徐々に本人主体の治療にシフトしていくという方針で捉えられています。

発達障害治療は人生相談のような側面もありますが、やはり医療ですし、本人や保護者を含めた関係者が認識を合わせ、明確にすることが重要です。将来、困りごとを抱える人を減らしていくためにも、できるだけ早期の医療介入が望ましいと考えられます。早期介入して保護者とともに成長を見守り、発達障害に該当しないと診断された場合は、その時点で診療を終えればいいわけです。診断するしないにかかわらず支援を開始することは大事です。幼い頃から関わることで、本人と医師との信頼関係が構築しやすくなる点も早期介入のメリットです。親と話さなくても医師とは話す子どももいますので、本人中心の治療に移行するのにも有用と思われます。

繰り返しになりますが、治療支援における多職種連携の重要性が指摘されています。発達障害のある人を途切れることなく支援するには、縦と横の連携が必要となります。縦は進学等に伴う引き継ぎ、横はその時点での多職種との連携です。幼児期は保健・福祉・医療、小学校・中学校では教育・福祉・医療、高校・大学以降では就労・福祉・医療の側面での連携が必要です。各組織内での横の連携も大事です。医療機関と学校との連携においては、環境も立場も違うことを踏まえ、親と学校側が敵対しないよう配慮することが大切です。顔の見える関係がつくれると、医師としては細かい情報でもたくさん教えてもらえてとても助かりますので、多職種が発達障害のある人の応援団として連携し、情報交換していくことが、治療・支援の上で何より重要です。

自閉スペクトラム症の治療の基本も、療育と生活環境の調整となります。療育とは治療教育です。

注意欠如・多動症の診断治療ガイドラインにおいて、２０１６年の改訂前には薬物療法・子どもとの面接・親ガイダンス・学校との連携の次の選択肢として専門的な心理社会的治療が位置づけられていました。しかし改訂後は、環境調整と心理社会的治療を行った上で効果判定を行い、治療効果が不十分な場合に薬物療法の追加を検討する流れに変わりました。薬物治療では、不注意などの症状の改善が見られても、成長を促すことはできません。できることを増やし、自己肯定感を伸ばしていくには、本人とともに目標を決めながら、成長を促す視点を持って心理社会的治療を継続することなります。

心理社会的治療には、心理面・行動面・社会生活面へのアプローチがあります。医師・看護師・心理士・作業療法士・ケースワーカーなどの専門職が連携して行いますが、今、どのような状況にあるのかを十分にアセスメントし、本人と家族の希望をもとに行き先を設定し、生き方を一緒に考えて、応援していく立場です。

心理面へのアプローチとして、本人との面接、精神療法・家族への心理教育、本人への認知行動療法があります。

行動面へのアプローチとして、本人への個別行動療法、家族へのペアレント・トレーニング（ＰＴ）、本人へのソーシャルスキル・トレーニング（ＳＳＴ）があります。

社会生活面へのアプローチとして、環境調整（家庭）・連携による環境調整（学校・職場など）があります。

ペアレント・トレーニング（ＰＴ）

ペアレント・トレーニング（ＰＴ：Parent Training）とは、行動面にアプローチする方法です。診断を受けている子どもの保護者が子どもの最大の理解者・支援者となるために、我が子の発達の特性や行動・気持ちへの理解を深めることが可能です。厚生労働省の発達障害者支援体制整備事業においても、家族支援として２０１９年度から地域におけるペアレント・トレーニング普及の活動が本格化しています。ペアレント・トレーニングは５、６人のグループで行います。ＵＣＬＡ（カリフォルニア大学ロサンゼルス校）での親訓練プログラムを国立精神・神経医療研究センター精神保健研究所チームが日本風にアレンジした手法では、子どもの行動を好ましい行動、好ましくない行動、許しがたい行動の３つに分けて、保護者が一貫した行動をとれるようにします。行動の仕組みを、きっかけ・行動・結果で整理して理解したり、ほめるチャンスを見つけて実践できるように後押しします。ペアレント・トレーニングの効果を得るには、参加者の高いモチベーションが必要です。

また、子どもと大人の絆を深めるＣＡＲＥ（Child-Adult Relationship Enhancement）プログラムという手法は短時間でできて、診断名は問わないので、グレーゾーンの子どもの診断前支援に有用とされています。

さらに、よりインテンシブな治療として、ＰＣＩＴ（Parent-Child Interaction Therapy）という親子相互交流療法もあります。１９７０年代にアメリカのアイバーグ博士によって考案・開発された行動療法で、海外研究ではエビデンスも確立されています。ＰＣＩＴは概ね2～7歳の子どもとその親（養育者）を対象とし、親子間の愛着の回復と養育者の適切な指示の出し方の2つを中心概念としています。治療室内で親が子どもと遊びを通して交流し、別室にいる治療者がインカム（無線機）を用いて親のみに聞こえる形で、子どもへの対応を指導するというものです。ＰＣＩＴを治療に取り入れるケースには、愛着にテーマがある親子も少なくないようです。

ソーシャルスキル・トレーニング（SST）

子どもへの心理社会的治療を行うための通常の診療や相談では、支援者は支持的精神療法を実施する必要があるとされています。より専門的な心理社会的治療が必要な場合には、個人療法として「認知行動療法」「行動療法」「遊戯療法（プレイセラピー）」、集団療法が望ましい場合には「小集団ソーシャルスキル・トレーニング」があります。

発達障害の子どもは、これまでに自尊心を常に傷つけられる経験を繰り返していることが多く、社会や大人に不信感を抱いている子どもも多いので、まずは「よく来たね」と、ねぎらいの言葉を伝えます。学校に行けているお子さんであれば、学校が一番のトレーニング場所ですから、「よく行っているね」と言って、登校継続を促してあげます。

ソーシャルスキル・トレーニング（ＳＳＴ：Social Skill Training）は協調性やコミュニケーション力をグループ活動で養うトレーニングです。子どもが必要なソーシャルスキル、わからないことやできないことは人に聞いたり自分にできるやり方で人に相談するスキル、社会のルールを遵守するスキル、つまり集団参加行動、言語的・非言語的コミュニケーション、セルフコントロール、自己・他者認知などのスキル、を学ぶプログラムです。怒りの感情をコントロールして、自分の気持ちや意見を言葉で伝えられるようになることが目標です。腹が立って近くにあった看板を蹴とばしたら向こうに人がいて当たり、警察沙汰になることもあるわけです。そういった場面で行う方法が、セルフコントロール、クールダウンです。

ソーシャルスキル・トレーニングは日常生活に溶け込ませることが最も重要となり

ます。例えば、砂時計などをじっと見ること、時計の秒針を見ることは手軽でやりやすい方法です。また、カウントダウンすることは、応用範囲も広い方法です。何かをじっと見ながら自分の心が落ち着くのを待ったり、1から10まで数えたりしてクールダウンできれば、看板を蹴とばさなくて済みます。カウントダウンも10から1へと減らしていきながら手を握りしめたりと、いろいろなやり方があります。

また、心理的距離感と物理的距離感は関連するので、対人関係には距離感を保つことも非常に重要です。一般的に、前へならえの腕を伸ばした60センチくらいの距離が話しやすいとされますが、発達障害の場合は心理的距離感と物理的距離感を読み取ることが苦手と言われています。向かい合っている位置関係であれば、お互いが前へならえの姿勢から肘を曲げた時の距離を取れば、近づきすぎることも遠すぎることもなく話をすることができます。

さらに、言わなくてもわかると思われがちですが、ちゃんと口に出して「ほめる」ということも効果的です。「ありがとう」はいつでもどこでも口に出してあげることです。子どもの笑顔が確認できれば喜びの共有となります。ハイタッチなど動作的な補助も良いことです。ただしどんなに良いほめ言葉をかけても子どもの表情が変わらなければ、おだてられていると感じているか、その言葉通りの気持ちを子どもは受け取っていません。それでは単にほめたつもりになっているだけで喜びの共有にはつながらないので、うまくいきません。大切なのは、その言葉で表情も変わるくらい子どもが感じた喜びの共有です。「ありがとう」には下心は感じないので、何か頼んで「ありがとう」と言えば、にこっとした表情が出てきますね。お手伝いでのほめ言葉は最強です。

あいさつも非常に重要なスキルです。挨拶ができないために社会的評価が低くなる成人も数多く見られます。「おはようございます」「こんにちは」「さようなら」「いただきます」「ごちそうさま」「ありがとう」「ごめんなさい」「わかりません」などがありますが、「わかりません」は、プライドが邪魔してなかなか言いにくい言葉なので、言えなくて困っている子どもたちも多くいます。私は、良い言葉は、人生や生命に大きな影響を与えるものだと思います。言葉は人生を左右する力のある哲学であり、科学でもあると思います。発達障害へのアプローチとしてだけでなく、常日頃から言葉には注意したいものです。

最古の学問であり、今も答えが出ていない哲学が私は好きなのですが、ドイツの哲学者ニーチェは、「What does not destroy me, makes me stronger.（自分を滅ぼすに至らない全てのことが自分を強くする）」と、人間の回復のメカニズムの一端を伝えています。子どもたちには、社会や大人に対してどうか信頼をしてほしいと思います。

環境調整

心理社会的治療で最初に始めるべき環境調整とは、患者である子どもの困り具合に沿って、生活しやすいように周囲の環境を工夫することです。適応上の問題が生じている場（主に家庭と学校）の環境を調査し、子どもの適応を手助けできる環境へと修正していくわけです。

場だけでなく、人間関係（親・教師・友人など）も調整します。知的能力に問題がない高機能群であっても、自閉スペクトラム症の特徴が強いお子さんは集団適応の難しさから不登校のリスクが意外と大きいので、特別支援教育をうまく利用して、本人にあった教育環境を提供してあげるなども重要です。

具体的には子どもの生活環境から不要な感覚刺激を減らし、目的や課題に集中しやすい環境をつくったり、課題の量をできる課題のみに減らしてもらったり。患者である子ども向けの注意欠如・多動症のウェブサイトなどもありますので、家での日常生活環境調整に役立ててもらうことができます。

また、学校及び学校以外の児童相談所等地域の専門機関と、子どもの状態や適応状況に関する情報を共有する連携は必要です。治療・支援において、親の理解や対応がとても重要となりますので、養育へのねぎらいとともに自責感情の解放を最優先しつつ、患者である子ども自身や、その親が困っている子どもの行動についての対処法を検討します。

感覚過敏はトレーニングで改善するのは難しい

自閉スペクトラム症では何らかの感覚過敏があることが多く、感覚過敏が強いと適応上の大きな妨げになる場合があります。聴覚、視覚、触覚、味覚、嗅覚の感覚過敏はトレーニングで改善するのは難しいとされています。発達障害、特に自閉スペクトラム症では、過敏も鈍麻も見られますが、社会生活上の困難になるのなら少しずつ急がずに慣らす馴化を促し、逆に嫌な音を聞いてしまって自分の世界へ入ってしまうのなら、他の行動に切り替えることを考えます。感覚過敏は「こだわり」の一部なので、慣れるのならば慣れる、そうでなければ切り替えるのが基本になるようです。

そのため、感覚過敏が適応上の問題となる場合は、それを克服させる方向性ではなく、気になる感覚を回避させる方向で環境の調整を図ることが適切な対応になります。聴覚の過敏さが強い子どもは、ちょっとした雑音やざわめきなどに苦痛を感じることも少なくないので、つらくなった時に過ごせる静かな場所やついたてで仕切られた刺激を軽減できる場所があると良いです。耳栓やイヤーマフで直接的に音を弱めることや、ノイズキャンセリングイヤホンを利用して雑音を聞こえにくくするのも良い方法です。視覚の過敏さが強い子どもは、白いノートの光の反射が気になったり、蛍光灯のちらつきが気になったりすることもありますので、サングラスやブルーライトカット眼鏡などを使って光る強度を弱める工夫は有用です。嗅覚や味覚の過敏さが強い子どもは、どうしても偏食傾向が出てきます。学校給食ではできるだけきちんと食べるように指導されますが、感覚過敏による偏食については配慮してあげる、大目に見てあげることが望ましい対応です。

自閉スペクトラム症の治療の基本は療育です。一人ひとりの子どもの状態や特性に合わせた療育のプログラムは、本人の力を引き出して、できることを少しずつ増やし、生活上の困難を減らす助けになります。療育は地域の療育センターなどの公的な施設の他、病院やクリニックなどに併設された施設、民間の施設でも提供されています。受け入れ対象の子どもの年齢や料金など施設によって様々です。適切な支援を受け、周囲がその子どもの特性について理解すると、子どもは生活上の支障を感じにくくなり、自己肯定感が高まって、二次的な問題の予防につながります。しかし、特性が完全に消失することはありませんので、過剰な期待や焦りが子どもに大きなストレスを与えてしまうこともあるので留意が必要です。

発達性協調運動障害（DCD）の治療・トレーニング

「見落としがちな発達障害」（85頁）の項で述べた発達性協調運動障害のように、不器用さが目立つ状態の発達障害の場合、理学療法士・作業療法士などの専門家が不器用さの改善のサポートを行います。協調の課題や子どもの困り具合に合わせて、理学療法、作業療法、言語療法などの療育プログラムを組み合わせてサポートを行います。国際ガイドラインにおける発達性協調運動障害の治療・支援では、子ども自身ができるようになりたいと望んだことを課題として取り組む活動指向型・参加志向型アプローチ、課題志向型アプローチが有効とされています。また、粗大運動が微細運動を支えているので、姿勢をコントロールしたり保持したりするのに必要な体幹や、上肢から肩への安定性を高める必要があり、身体機能指向型アプローチも適切に組み合わせて行うことが欠かせません。

発達性協調運動障害は病院での治療だけではなく、家庭でできる訓練によっても改善効果を発揮します。発達性協調運動障害の子どもは指先の微細な力加減を調整すること、視覚と筋肉の動きを結びつけることなどが苦手なので、それらの能力を発達させるための訓練を遊びの中で行います。例えば、ブロックを使って様々なものを作ることで細かな作業の訓練をする、粘土で遊ぶことによって指先の感覚を鍛える、アスレチックで遊ぶことによって体重を支える力加減を学習する、といった方法です。運動が極端に苦手でも、身体を動かすことが嫌いな子どもはいません。比較されることがなく、下手でもいいのだとわかれば、子どもたちは安心して運動にチャレンジします。小さな目標であっても、それを達成した喜びは子どもを前向きな気持ちにしてくれます。

近年、発達障害が協調運動などの身体性と密接に関係していることを裏付けるかのように、運動療法が注意欠如・多動症や自閉スペクトラム症、学習障害の社会性の障害、実行機能の障害、学習能力なども改善することが明らかになっています。身体を動かすことの気持ちよさが、発達障害のかけらを少し丸くしてくれるのです。

感覚統合療法（SI）

発達障害のある子どもの多動・衝動・こだわりなどの特性の背景には、感覚の過敏さ・鈍感さ・バランスの悪さ、身体の不器用さ、全体を見る力の弱さなどがあります。感覚統合の視点から行動を観察し、仮説を立てることで、具体的なアプローチを行うことができます。感覚統合療法（SI：Sensory Integration）は診断の有無にかかわらず取り組めるため、早期診断・治療を促す受け皿としても有用です。これらの心理社会的治療では、子どもの小さな頑張りに目を向けてほめることが何よりも重要です。

作業療法士とブランコやロッククライミングなどの遊びを行う中で、楽しみながら、適切な情報処理のためのトレーニングをします。発達性協調運動障害の治療法としても大変有効な運動療法の一種で注目されています。運動が嫌いになる原因の一つが、学校の体育などで他の児童と比べられるからです。運動の気持ちのよさは大変癒されるものですので、失敗していいと思えて気持ちよく運動できる場は、発達障害全般においても非常に有効だと思われます。

注意欠如・多動症（ＡＤＨＤ）の薬物治療について

注意欠如・多動症の子ども（6歳以上）に使用可能な薬剤ではメチルフェニデート徐放性製剤、アトモキセチン、グアンファシン、リスデキサンフェタミンの4種類に保険適用がありますが、メチルフェニデート徐放性製剤とリスデキサンフェタミンは、登録された医師及び薬剤師によってのみ処方が行われることになっています。この2つはノルアドレナリン・ドーパミン再取り込み阻害作用による中枢神経刺激薬です。注意欠如・多動症の病態はドーパミン・ノルアドレナリンの低下によって誘発されるのですが、そのドーパミン・ノルアドレナリンの再取り込みを阻害し、即効性をもたらします。薬の成分がゆっくりと溶け出し効果が長く続くように加工した徐放錠のため、作用が12時間程度続きます。副作用は食欲がなくなって体重が減り、眠れなくなることです。

ノルアドレナリンは学習・感情・自律神経機能・ワーキングメモリーなどに関与し、ドーパミンは主に報酬系に関与しています。

メチルフェニデート徐放性製剤は小児用が2007年10月に、成人用が2013年12月に発売されています。過剰診断による薬物療法は非注意欠如・多動症の患者にとってはリスクでしかないので、診断に際して慎重な姿勢を保ち、診断アルゴリズムを遵守し、専門医機関と連携をとって、適性診断が行われることが重要となっています。

リスデキサンフェタミンは、αアンフェタミンにＬリジンが共有結合したもので、ドーパミン・ノルアドレナリンの再取り込み阻害と遊離を促進する作用があり、他の治療薬で効果不十分の場合のみの使用となっています。

アトモキセチンとグアンファシンは非中枢刺激薬です。アトモキセチンの先発薬が発売されたのは、小児用が２００９年６月、成人用は２０１２年８月です。小児用にはシロップ剤があります。ノルアドレナリンの再取り込みを阻害しますが即効性はないので、効き始めるまでに２週間ほどかかるようです。グアンファシンは小児用が２０１７年５月に、成人が２０１９年６月に発売され、まだジェネリックはありません。これは非中枢刺激薬です。前頭前皮質の錐体細胞の後シナプスにあるα２Ａアドレナリン受容体を刺激し、シグナル伝達を促進し、実行機能系、トップダウン認知処理を改善します。即効性はないので、１～２週間続けることで改善作用が出てきます。もともと血圧の薬として開発していたところ、注意欠如・多動症に改善効果が見られて、注意欠如・多動症の治療薬となったという経緯のため、副作用に低血圧があります。眠くなることがあるので飲み方に注意が必要です。夕食後に服用していただく場合が多いです。

メチルフェニデートは、注意欠如・多動症の子どものDMN（デフォルト・モード・ネットワーク。後部帯状回と前頭葉内側で構成されるぼんやりした状態の脳のネットワーク）を非活性化するのに必要な刺激の閾値を低下させます。そうすることで、定型発達児との区別をつかなくさせると言われています。

薬物療法は、小児の注意欠如・多動症であれば、GAF値（機能の全体的評定＝GAFに子どもの機能水準を加味した尺度のことで、GAF値61以上で軽度、51〜60で中等度、50以下で重度）が60を超えるような状態であることや、ADHD-RS（注意欠如・多動症の症状の程度や治療効果を評価するための心理検査）やQCD（生活機能を評価するチェックツール）での改善度、そして患者である子ども及び家族と共有していた標的症状が改善していることなどを年単位で評価し、総合的に判断して終結を検討していきます。治療・支援を受けることで適応的な行動を新たに身に付けたり生活しやすくなったことで、薬物療法を終結することが可能な場合もあります。さらに、注意欠如・多動症症状は青年期から成人期にかけて減弱するとされていることも、薬物療法の終結を検討する理由の一つです。成人の注意欠如・多動症においても、患者が社会の中で適応していくコツを会得すれば、治療を続ける必要はなくなります。まず薬物療法を終結して、認知行動療法や支持的精神療法のみの治療を続け、それでも問題がなく、患者本人の希望があれば、治療をいったん終了しても良いと考えられています。

終結を試みるタイミングとして、環境が大きく変わる進級・進学直後はあまり好ましくありません。新しく行わなければならないことがあったり、それまでの習慣とは異なる方法で行わなければならなかったりするために、それらができなかった場合に、子どもの注意欠如・多動症症状によるのか、新たなことだからできなかったのかを判断するのが困難になるからです。また、夏休みなどの長期休暇中も減薬・中止を試みる機会ではありますが、この場合は家族が見守る中で行えるという利点はあるものの、学校生活における問題の有無を確認することができず、一長一短が存在します。その時期に減薬・中止を行うことの利点と欠点を理解した上で、薬物療法の終結を試みることが重要となっています。

発達障害は成人になって治癒するような疾患ではなく、ストレスが高まる時期には注意欠如・多動症症状が増強する可能性があり、一旦改善したと思っても再発する可能性があります。しかし、再び症状が出現した場合は治療を再開すればよいので、成人の場合は、いつ薬物療法を終結すべきかという点にあまりとらわれずに、患者を支え続けるという考え方も重要となっています。

アタッチメント・パターン

養育者と子どもの関係におけるアタッチメント（くっつくこと）のポイントは、すごく困った時やつらい時に、子どもが親にくっつくことができるかです。養育者は子どもにとって確実な避難所であり、子どもはそこを安全安心の基地として外へ出ていき、いろいろな探索をします。嫌なことがあったり疲れが出ると基地へ戻ってきて慰められ、保護されて、そこで心が満たされるとまた離れていく、ということが繰り返されていきます。

養育者と子どもとの愛着のポイントとしてアタッチメント・パターンの分類があります。ストレンジ・シチュエーション法（生後12〜18か月の乳幼児に養育者との分離などのストレスを与えた場合にどのような反応をするかを観察する方法）によるアメリカの心理学者メアリー・エインスワースらの3分類「回避型」「安定型」「抵抗／アンビバレント型」が知られていますが、その後、この3つに分類できないケースが少なからず存在していることから、マインやソロモンらの心理学者が「無秩序／無方向型」を加えることを提唱しています。

回避型は、養育者と離れても再開してもあまり反応が見られないタイプです。

安定型は、養育者と離れたがらないけれどしばらくすると離れられ、再会すると近接を求めるタイプです。

抵抗／アンビバレント型は、分離に際してすごく騒いで不安を示し、再会すると「どうして独りにしたのか」と怒りや反抗を表現するタイプです。

4つめの無秩序／無方向型は、養育者に虐待性や重篤な精神疾患があるなどして、くっつきに行った対象が自分に不快なストレスを与える場合に、顔を背けながら近づくなど変わった行動をとるタイプです。

この4分類に容易に分けられるわけではありませんが、参考にはなるのではないでしょうか。子ども自身が寂しい気持ちの時やイライラした時に、親がうまく応えてあげられない関係が多すぎると、アタッチメントに問題を抱えるのではないかと考えられています。

子どもとの関わり方は、核家族化や少子化が進む中で、子育てを支え合う状態が平均化されていたところから母親にかかる負担が増大し、子どもの育て方について不安や迷い悩むことが増えてきたからだと思います。子どものためにも、お母さんたちをみんなで支える必要があります。

小児科医だった私の母は、群馬大学小児科の女性医師らによるボランティア団体「母乳育児をひろめる会」が1980年代に行っていた全国電話相談活動に参加していたので、母親たちを支え続けていた姿が目に焼き付いています。大変誇らしく思っています。そういうわけで、私自身のアタッチメント形成はその恩恵を日本一、母親から受けたと思っています。生後3～4か月でも、ストレスがかかるとなんとか母親を呼ぼうとして声を上げるなど様々な希求行動をすること、生後間もなくてもアタッチメント活動が行われることをぜひ知っておいていただきたいと思います。子どもに質の良い関わりを提供することが、成長にとってどれだけ大切であるか、今後も伝えていくことが重要だと思います。

大人の心理社会的治療の方向性

小児期に診断されて成長してきたケースと、青年期・成人期以降に診断されたケースは分けて考える必要があり、前者では、周囲に理解がある場合が多いのですが、後者で診断のないまま、できないことやわからないことを責められ続けて成長すると、自信を失い、うつ病や不安障害などの二次障害が起こりがちとなります。

また、成人期に精神科を初診する発達障害の人たちの診断は複数にまたがるとされています。心理的負荷による精神的変調では、うつ、不安、強迫、摂食障害、アディクションなどがあり、内因性精神疾患の発症では、統合失調症、双極性障害などがあるようです。前面に出ている併存障害の様相やその背景、これまでの本人の生活経過はきわめて多様で、本人自身が、生活の困り感を十分自覚できていないこともあります。

治療は、併存障害に対して薬物療法などの治療を優先した上で、本人の特性面に注目した治療として、症状顕在化につながった環境調整を含む心理社会的治療から行い、家族に本人の特性を理解してもらい、本人の「生きづらさ」を少しでも理解できるようにします。何より本人に自身の特性を理解してもらった上で、生活において苦手なことへの対処法を一緒に考えていくことになります。生活の中での対処法を身に付けていけるようにします。ただし、自分は発達障害ではないかと受診する人の中には、診断がつかない例も多いようです。

心身症・神経症・うつ病の区別

心身症は身体症状が主体、神経症は精神症状が主体、うつ病は脳の機能異常です。

心身症はストレスの回避と対処、身体症状・自律神経失調症状への薬、そして何よりもリラクゼーション、それらが治療になります。

腸内環境とストレスについて

腸内フローラ（腸内細菌叢《そう》）の生理的意義として、物質代謝の調節、蠕動運動・消化吸収の促進、感染防御、粘膜免疫組織の発達などがありますが、最近では新たな生理作用や肥満・アレルギー、精神疾患、発達障害などとの関連が注目されています。

腸内フローラの乱れ（ディスバイオシス：dysbiosis）で悪玉菌が多いと、神経伝達物質の産生に悪影響が出て、ストレス反応や行動特性症状が出てきます。当院でも、酪酸菌配合剤錠や善玉菌の薬剤のみで行動が改善した小児患者がいたので、私も大変注目しております。最近発表された研究結果論文でも、5歳時点で注意欠如・多動症と診断された小児を対象にした腸内細菌叢が定型発達児と大きく異なるという結果が発表されているようです。今後の発展的な側面かと思われます。

漢方薬

漢方薬は西洋薬と違い効きめはマイルドですが、抗精神病薬の過剰な鎮静などはないので、私はよく使います。発達障害は一人ひとりの症状が本当に様々であるため、漢方薬の処方について悩ましい部分もありますが、特性のために誤解を受けてイライラしている症状や夜泣きに効く抑肝散《よくかんさん》が処方しやすいかと思います。抑肝散の構成生薬である釣藤鈎《ちょうとうこう》がセロトニン神経系、甘草がグルタミン酸神経系の機能改善に作用するためリラックス効果があるようです。患者本人（子ども）が漢方薬を飲めない時は、親御さんに飲んで頂き、リラックス効果を期待することも多いです。

発達障害のある子どもたちに限らず、小児は一般的に成人に比べてストレスや社会環境の変化といった心理社会的要因の影響を受けやすいという特徴があります。これは心身が未分化で、精神的ストレスが身体化しやすいためで、コロナ禍の診療において、子どもが社会の根底に流れる不安に敏感に反応すること、その影響が身体症状として現れやすいことが明らかになりました。

真の治療とは？

精神障害や発達障害の有無や程度にかかわらず、誰もが安心して自分らしく暮らすことができるように、医療、障害福祉、介護、住まい、社会参加、就労など、地域の助け合いと普及啓発（教育など）が包括的に確保された地域包括ケアシステムの構築を目指す必要があります。地域共生社会の実現に向かっていくうえで欠かせないものです。

計画的に地域の基盤を整備するとともに、市町村や障害福祉・介護事業者が精神障害・発達障害の有無や程度によらず地域生活に関する相談に対応できるよう市町村ごとの保健・医療・福祉関係者らによる協議の場を通じて、医療機関・地域援助事業者、当事者、ピアサポーター、家族、居住関係者などとの重層的な連携による支援体制を構築しなければいけません。効果的な治療のアプローチとして、多面的に、タイミングよく、同時にお互いが矛盾することなく、それぞれが相補うような多職種連携が重要だとされています。

連携するにあたっては個々の患者の回復段階、薬物療法の状況、障害の特徴、患者の心理状態、経済状況などを理解し合い、共有することが大事です。心身症の患者が医療機関に受診する際に、高度専門医療機関へ紹介するかしないか、症状が改善する処方の希望に沿うか沿わないかなどの判断が行われますが、「するかしないか」という2択が良い決定にはつながらないとされています。これまでの苦労や苦悩から、今、目の前で語る患者の期待には相応の重みがあり、全て受け止めてあげるべきです。心身相関があること、周囲の状況や捉え方の影響があること、悪者をつくらず生きてきた中で回りまわって生じてきている症状であるという理解です。目指すべき回復は症状をゼロにすることではなく、葛藤やストレスをほどよく把握し、症状を軽減したり、自覚しにくくなるヒントを探策し、症状との折り合いをつけることです。

子どもの心身症についても、病態に陥る要因も、改善させる方法も、子ども本人と家族自身がカギとなります。子どもは、自分の気持ちを言語化することが大人に比べて苦手です。そのため、大人に比べて心理社会的なストレス因子と関連する身体症状を呈しやすいことが知られています。子どもの身体症状を文献的に検討した研究によると、頭痛が10～30パーセントで最も多く、反復性腹痛も10～25パーセントに見られたということです。その他に全身倦怠感、医学的に説明がつかない胸痛、めまい、頻繁な嘔吐などの胃腸症状なども、子どもの訴える身体症状としてよく見られるとされています。

発達障害や心身症の診療における医療者の役割は、「患児を治す」ではなく、「患児と家族とともに考え、悩み、支える」ことなのかもしれません。症状を「自分らしさ」や「強み」として自信をつけ、周囲と良好な関係が築けるようにサポートできたらベストだと思います。医師が頑張るだけでは改善しないことも多いのですが、医師自体が治療的効果を持つことも多いのです。

また、身体障害などと違い、発達障害や心身症は第三者からわかりにくいことから、「見えない障害」と呼ばれることもあります。近年、発達障害者支援法をはじめ様々な法律や制度が整備されつつあり、支援や治療法の幅が広がっています。子どもの成長は算数・国語などの学業成績に示される「認知や記憶能力の発達」だけではないからです。現実には、成績優秀な子どもほど、発達障害が見過ごされ、より深刻な二次障害や合併症を招きやすいようです。発達障害の子どもにとって過ごしやすい環境は、誰にとっても過ごしやすい環境です。例えば、安全に逃げ込める場所があれば、先生も学校中を探し回らずに済むわけです。

治療とは広義の支援であり、医師が関わることの意義としては、発達障害、統合失調症等の精神疾患を鑑別、二次的に生じた精神症状の治療、精神療法的な関わりが挙げられます。精神療法的な関わりとは、基本的には本人や両親を批判せず訴えを傾聴し、安定的な信頼関係を作ることです。これだけでも効果があるとされています。重要なのは、積極的に治そうという姿勢や治療の効果より、家族相談のような形でもいいので、とりあえず定期的に話を聞かせてほしいと繰り返し伝え続けることかもしれません。当院では時々、運動療法を兼ね、患者さんと一緒に庭の散策をして、自然と接し、季節の草花や柿・栗・あけびの収穫など行いながら話を聞くこともあります。定期的な散策で、治療効果が高まる患者さんもいます。

心身症とは「患者自身の悩みや、周囲との関係において生じたストレスが、身体症状の発症・持続因子になっている」ものです。病気と自己実現の関係を考えてみても、最先端の量子力学の分野では、全ては素粒子であり時間も場所もないという概念があります。全ての人に無限の可能性があるということです。自分を大切にすることは、自分の細胞を大切にすることになり、生命力も高まります。病気や様々な不調や問題は、実はこれまでの考え方や生き方を変えてより自分を癒す方向へ導くチャンスと捉えても良いのです。

病気は、ある意味では闘うものではなく、贈り物であるとも言える時があります。病気とは、もしかすると、これまでの生き方や考え方、固定観念・価値観を根底から180度変え得る贈り物であると捉えることで、病状が改善していくことがあるからです。病気を経験したことで、大きく人生を変えて、生活をさらに向上させることができる場合があるのです。これまでずっと走り続ける人生を送ってきたけれど、病気によって、立ち止まらざるを得なくなり、そこで初めて、立ち止まらなければ見られない足元に咲く美しい花々の光景を見ることができるようになったりします。長生きしてほしいという身体からの声が、病気という形で、自身に教えてくれる場合もあると思うのです。

毎日、自分の心と身体にどれだけ優しく、どれだけ愛情を注いでいるかに意識を向けてほしいと心から願います。

医学部2年生の終わり頃に、阪神・淡路大震災が起きました。夜中にベッドがものすごく揺れて目が覚め、朝になってテレビで大変なことになっていると知りました。なんとか役に立てないかと、春休みを使って医学生ボランティアとして被災地入りし、現地の惨状を生で知ることとなりました。私が参加した時は、ローラー作戦といって、ローラーのように隈なく犠牲者の方々を捜すという作業を行っていました。初めての経験で、助けるぞと意気揚々と参加しました。しかし、すでに救出の終わっている地域でもあり、時間の経過とともに、本当に役に立っているのかわからなくなり、私は無力感にさいなまれてしまっていったのです。そんな中、炊き出しでおにぎりや豚汁などを配る作業をしていた時、被災者の方に手を握ってもらって、「ありがとうね」と言われました。それが本当にうれしくて、疲れが一気に吹き飛んだのです。あの時の言葉が、私を本当に勇気づけてくれたのです。そして、また別の被災者の方々が、「ちょっとこっちへ来て、見てみて。がれきの資材でお風呂をつくったんだよ」「みんな煤だらけだからね。お風呂できれいになるよ」とおっしゃられながら、私を連れて行って見せてくれたのです。がれきの材木で囲われたブルーシートの中にきれいなお湯が張ってあり、バッテリーの簡易発電で電灯が点いて、湯気の立つ素敵なお風呂が出来ていました。私は感激して、「すごいです！」と叫びました。私が救いに行くぞと思って行ったはずなのに、私自身が救われたのでした。被災者の方々に、私は勇気と励ましと知恵を頂きました。あの時の経験は今も忘れられず、感謝の気持ちとともに、今も恩返しのつもりで様々なボランティア活動を行う根幹になっています。

時は流れ、２０２１年夏、スペインのバルセロナに行く機会があり、コロナの終焉を願ってサグラダ・ファミリアに完成したマリアの塔を見てきました。天才ガウディのサグラダ・ファミリアは、夜にはマリアの塔の頂上の希望の星の光が点灯し輝いていて、本当に感動しました。また、以前から行きたいと思っていた、世界最古と言われる病院であり「芸術には人を癒す力がある」という趣旨で造られた、世界遺産でもあるサン・パウ病院にも訪れました。その建物を目の前にした時、私の中にある思いが溢れました。

　不治の病と言われた病気が現代医学の進化とともに治るようになり、素晴らしい時代になった。しかしその現代医学において、ややもすれば忘れてしまいがちなのが、「受け入れて癒すこと」なのではないか——。

　つい私たち医師は様々な場面で自分を犠牲にして頑張ってしまいますが、患者だけでなく医師自身も、病気を治すために癒してほしいと思います。

　そこに、真の治療があるのではないでしょうか。

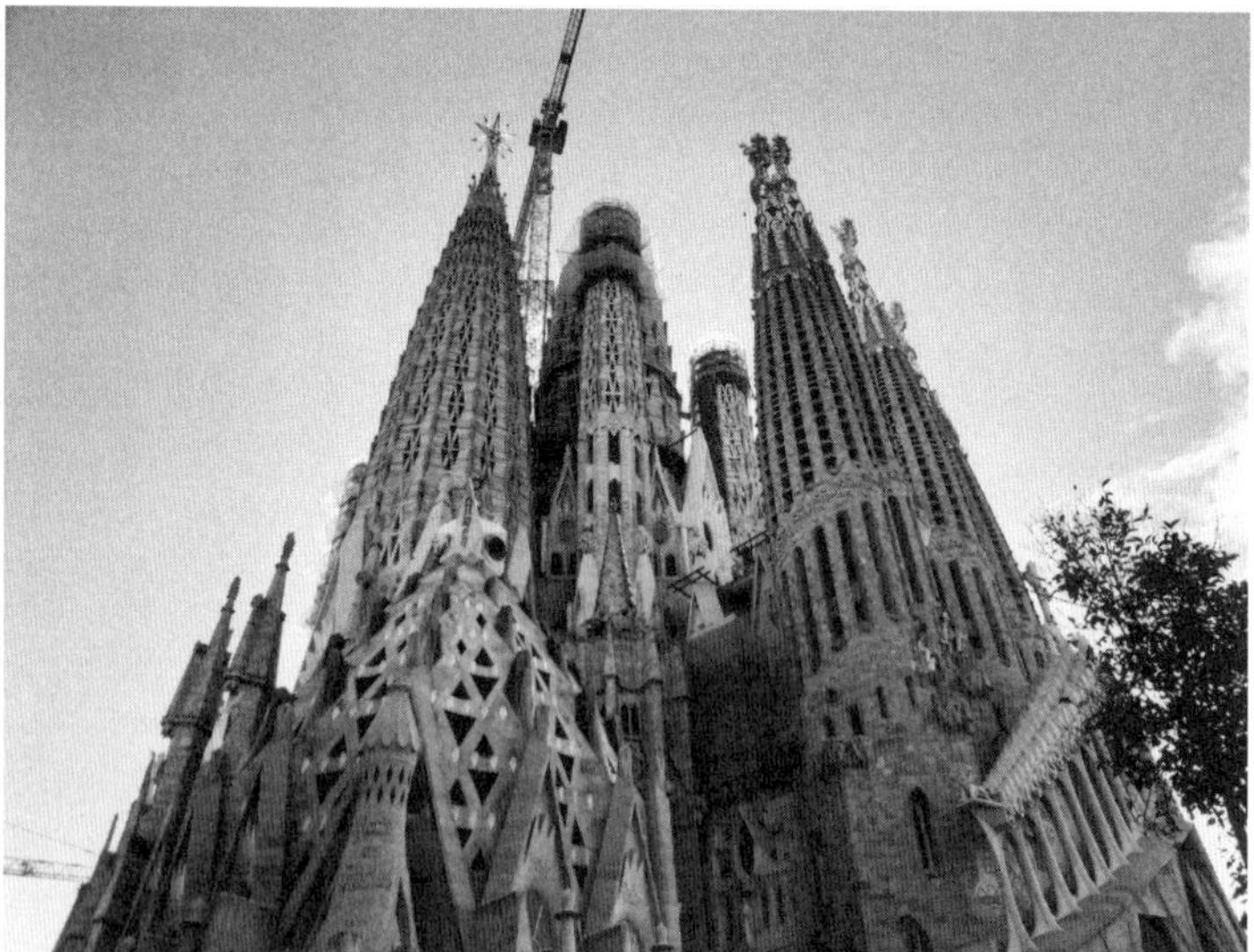

サグラダ・ファミリア。左上の頂上にあるのが希望の星

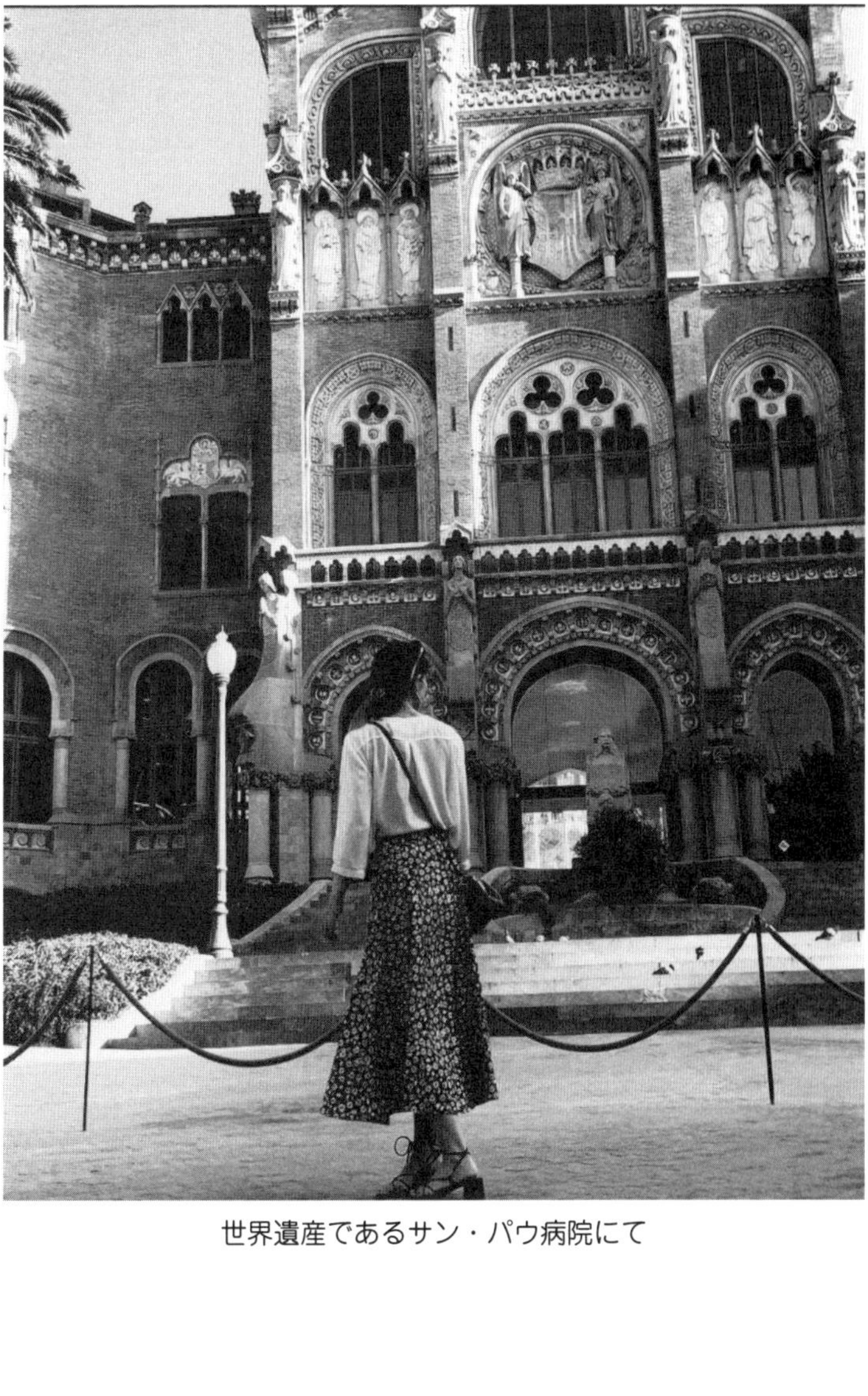

世界遺産であるサン・パウ病院にて

参考文献・資料等

「日本子ども資料年鑑２０２２」
　社会福祉法人恩賜財団母子愛育会愛育研究所編　ＫＴＣ中央出版　２０２２年
「日本子ども資料年鑑２０２３」
　社会福祉法人恩賜財団母子愛育会愛育研究所編　ＫＴＣ中央出版　２０２３年
「今日の治療指針」医学書院　２０２３年
「今日の治療薬　２０２３」南江堂　２０２３年
「５歳児健診　発達障害の診療・指導エッセンス」小枝達也編　診断と治療社　２００８年
「障害科学の展開　第４巻　障害理解のための医学・生理学」
　宮本信也ほか編著　明石書店　２００７年
「大人の発達障害を的確にサポートする！」星野仁彦監修　日東書院　２０１２年
Arnsten,A.F.et al.:Pharmacol.Biochem.Behav.,2011,99(2),211

Arnsten,A.F.:Nat. Neurosci.,2015,18(10),1376

Rowe,D.C.et al.:Mol.Psychiatry.,2001,6(4),429

Kim,C.H.et al.:Ann.N.Y.Acad.Sci.,2008,1129,256

「神経科学　脳の探求」Ｍ・Ｆ・ベアー、Ｂ・Ｗ・コノーズ、Ｍ・Ａ・パラディーソ著
加藤宏司ほか翻訳　西村書店　２００７年

Huss,M.et al.:Clin.Drug.Investing.,2016,36(1),1

WHO.ICD-11 2022

American Psychiatric Association(APA). Diagnostic and Statistical Manual of Mental disorders(4th ed. Text revision)(DSM-IV-TR). American Psychiatric Association,2000

American Psychiatric Association(APA). Diagnostic&Statistical Manual of Mental Disorders 5th ed.(DSM-5). American Psychiatric Association,2013

「不登校ガイドライン」(日本小児心身医学会ホームページ　http://jisinsin.umin.ac.jp)

「多角的に診る発達障害　臨床からの提言」冨田和巳、加藤敬編　診断と治療社　２００６年

「小児心療内科読本　わたしの考える現代の子ども」冨田和巳著　医学書院　２００６年
「学校に行けない／行かない／行きたくない」冨田和巳著　へるす出版新書　２００８年
こども心身医療研究所ホームページ　http://clinic.to/shinshin/
「総合診療×心療内科　心身症の一歩進んだ診かた」
　森川暢、大武陽一、酒井清裕編著　日本医事新報社　２０２１年
「心身医学標準テキスト　第３版」久保千春編　医学書院　２００９年
e-ヘルスネット（厚生労働省　https://www.e-healthnet.mhlw.go.jp/information/）
「新・総合診療医学　家庭医療学編　第２版」藤沼康樹編　カイ書林　２０１５年
「患者中心の医療の方法　原著第３版」Moira S.et al　葛西龍樹監訳　若手医師によるグローバルにプライマリ・ケアを考えるための翻訳研究会翻訳　羊土社　２０２１年
「聞く技術　答えは患者の中にある　第２版」
　Mark C.H.,et al.ed　山内豊明監訳　日経ＢＰ社　２０１３年
Terr LC.Childhood traumas:an outline and overview. Am J Psychiatry 1991;148:10-20

Herman JL.:Trauma and Recovery. Basic Books,1992（「心的外傷と回復」
ジュディス・L・ハーマン他著　中井久夫他訳　みすず書房　１９９９年）
「児童虐待が脳に及ぼす影響　脳科学と子どもの発達、行動」
友田明美著（「脳と発達」一般社団法人日本小児神経学会　２０１１年）
「日本小児科学会雑誌　第１２７巻　第４号」日本小児科学会　２０２３年
Yerkes–Dodson Curve（1908）
「精神治療学　第23巻　第7号」精神治療学編集委員会　星和書店　２００８年
Depression Self-Rating Scale for Children
（DSRS-C：バールソン自己記入式抑うつ評価尺度）
「臨床精神薬理　第20巻」５１３-５２２頁　星和書店　２０１７年
「うつ病治療ガイドライン　２０１６」日本うつ病学会
Yi,F.,et al.:Eur.J,Neurosci.,2013,38(3),2364
Miller,E.K.et al.:Annu.Rev.Neurosci.,2001,24,167

Dias,R.et al.:Nature.,1996,380(6569),69
Aron,A.R.et al.:Trends Cogn.Sci.,2004,8(4),170
「一般小児科医のための摂食障害診療ガイドライン ２０１５」
日本小児心身医学会摂食障害ワーキンググループ
「神経性食欲不振症のプライマリケアのためのガイドライン　２０１７年」
厚生労働省難治性疾患克服研究事業「中枢性摂食異常症に関する調査研究班」
Ming-Te Wang,Sarah Kenny.Longitudinal links between fathers and mothers harsh verbal discipline and adolescents conduct problems and depressive symptoms.Child development.2014 May-Jun;85(3):908-923.doi:10.1111/cdev.12143.
「一次障害と二次障害をどう考えるか」滝川一廣著
(「そだちの科学　２０２０年通巻35号」滝川一廣他編　日本評論社)
「ＩＣＤ-11におけるストレス関連症群と解離症群の診断動向」金吉晴著
(「精神神経学会誌　第１２３巻」日本精神神経学会　２０２１年

「子どものトラウマとＰＴＳＤの治療：エビデンスとさまざまな現場における実践」
亀岡智美、飛鳥井望編　誠信書房　２０２１年
Treating eating disorders,A quick reference(2006):p243(AmericanPsychiatric Association)
「医学するこころ　オスラー博士の生涯」日野原重明　岩波書店　１９９１年
「世界の顕微鏡の歴史」小林義雄　１９８０年
「nature」vol.600 23/30 December 2021 Springer Nature
「子どもの発達障害 誤診の危機」榊原洋一　ポプラ社　２０２０年
「子どもへのまなざし」佐々木正美作　山脇百合子絵　福音館書店　１９９８年
「発達障害　生きづらさを抱える少数派の『種族』たち」
本田秀夫　ＳＢクリエイティブ　２０１８年
「子どもの発達障害　子育てで大切なこと、やってはいけないこと」
本田秀夫　ＳＢクリエイティブ　２０２１年

「学校の中の発達障害　『多数派』『標準』『友達』に合わせられない子どもたち」
本田秀夫　ＳＢクリエイティブ　２０２２年
「時代精神の病理学　心理療法の26章」
Ｖ・Ｅ・フランクル著　宮本忠雄訳　みすず書房　１９５７年
「人間とは何か　実存的精神療法」
Ｖ・Ｅ・フランクル著　山田邦男監訳　岡本哲雄・雨宮徹・今井伸和訳　春秋社　２０１１年
（初版原題「医師によるメンタルケア」Ｖ・Ｅ・フランクル　１９４６年）
「本当の依存症の話をしよう　ラットパークと薬物戦争」
スチュアート・マクミラン作画・著　松本俊彦・小原圭司監訳　井口萌娜訳　星和書店
２０１９年

＊その他、医学関連のさまざまな書籍・資料を参考にしました。

著者プロフィール

高間 倫子（たかま みちこ）

1975年　群馬県太田市鳥山生まれ
1993年　群馬県立太田女子高等学校卒業
同年　愛知医科大学医学部医学科首席合格
1999年　同大学卒業表彰、医師国家試験合格
同年　群馬大学医学部附属病院小児科学教室入局
2000年　群馬県立小児医療センター
2006年　夫（現職：群馬大学医学部附属病院 循環器内科 准教授）のUCLA留学に同行し、渡米（California州Los Angeles）。同地における母乳育児の実態調査活動（1981年Chicagoでの国際母乳連盟25周年記念第8回国際会議参加）
2018年　鳥山医院　院長、3児の母
ぐんま母乳育児をひろめる会 事務局長
同会 世話人
太田市小児科医会 理事

■所属学会
日本小児科学会、日本内科学会、日本精神神経学会、日本母乳哺育学会

■所属医師会・医会
日本医師会、群馬県医師会、太田市医師会、群馬県小児科医会、群馬県女医会

■地域医療活動・ボランティア活動
太田市立鳥之郷小学校学校医、とりやまこども園園医、金山幼稚園園医、群馬県太田警察署留置施設担当医等
英国Brightonでの現地ボランティア活動に参加（1994年）
医学生ボランティアとして阪神・淡路大震災救助活動に参加（1995年）
ぐんま母乳育児をひろめる会での母乳推進活動（2018年～）

掲載写真の医療関係器具・資料は鳥山医院所蔵

子どもの心にどう寄り添う？
不登校・思春期・発達障害との向き合い方

2024年 9 月15日　初版第 1 刷発行

著　者　高間 倫子
発行者　瓜谷 綱延
発行所　株式会社文芸社
〒160-0022　東京都新宿区新宿1－10－1
電話　03-5369-3060（代表）
03-5369-2299（販売）

印刷所　TOPPANクロレ株式会社

ISBN978-4-286-25710-5